华西医学大系

解读"华西现象"

讲述华西故事

展示华西成果

守护光明、

关爱健康！

邓淮平

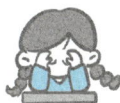 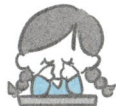 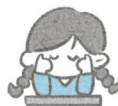

守护你的眼
近视防控与科学矫正

SHOUHU NI DE YAN

JINSHI FANGKONG YU KEXUE JIAOZHENG

主编 邓应平 唐 静

四川科学技术出版社
·成都·

图书在版编目（CIP）数据

守护你的眼：近视防控与科学矫正 / 邓应平，唐静
主编 . -- 成都：四川科学技术出版社，2025.7.
ISBN 978-7-5727-1889-2

Ⅰ. R778.1

中国国家版本馆 CIP 数据核字第 2025N6M911 号

守护你的眼 **近视防控与科学矫正**

SHOUHU NI DE YAN JINSHI FANGKONG YU KEXUE JIAOZHENG

主　　编	邓应平　唐　静
出 品 人	程佳月
责任编辑	万亭君
封面设计	象上设计
版式设计	杨璐璐
责任出版	石永革
出版发行	四川科学技术出版社
地　　址	四川省成都市锦江区三色路
	238号新华之星A座
	传真：028-86361756　邮政编码：610023
成品尺寸	156mm×236mm
印　　张	10.5　　字　数　200 千
印　　刷	四川华龙印务有限公司
版　　次	2025 年 7 月第 1 版
印　　次	2025 年 7 月第 1 次印刷
定　　价	58.00元

ISBN 978-7-5727-1889-2

本书编委会

主　编

邓应平　唐　静

副主编

张　鑫　邓宇骅　刘　沁　刘春玲

编　委（排名不分先后）

陈晓航　段佳男　龚　芮

宋雨桐　孙成淑　王　琼

伍　叶　谢孟针　张小兰

陈　蠡

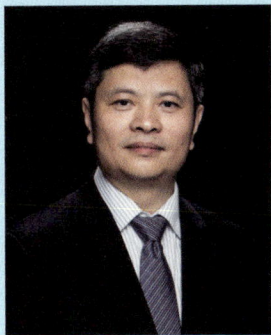

主编简介　　邓应平

医学博士，教授，研究生导师，主任医师，就职于四川大学华西医院眼科。1984年毕业于四川医学院（现四川大学华西临床医学院/华西医院），1992年获得眼科学博士学位，先后在美国休斯敦大学、新英格兰视光学院和香港理工大学进修学习；系中华医学会眼科分会常务委员、中华医学会眼科分会专家会员、中华医学会眼科角膜病学组委员、中国医师协会眼科医师分会常委、中国老年医学学会眼科分会副主任委员、中国医师协会眼科医师分会干眼学组副组长、四川省医师协会眼科医师分会前任会长、四川省医学会眼科眼表角膜屈光学组组长；先后承担国家级、省部级和院校级各类纵向和横向科研项目20余项；获得国家科研成果三等奖1项，省部级科技进步奖3项；任《中华眼科杂志》《中华实验眼科研究》《眼科新进展》《国际眼科杂志》《华西医学》和《四川医学杂志》的编委；参与国内角膜眼表和屈光手术专家共识的讨论和发布；发表论文140多篇。作为主编出版县级医院继续医学教育培训系列教材《眼耳鼻喉分册》，作为副主编出版《中西医临床眼科学》《中国干眼临床诊疗指南》等；参与编写《屈光手术学》《视光学原理与方法》等教材，并参与了《角膜病》《干眼》等书籍的翻译工作。主要从事眼表角膜和屈光手术的基础和临床工作，擅长复杂眼表和角膜疾病的诊断和治疗，在屈光手术安全性防控方面有丰富的临床经验。

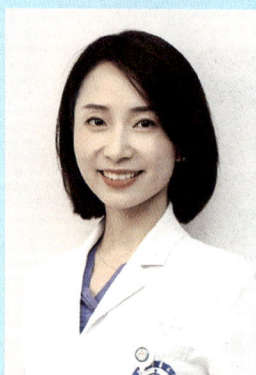

主编简介　唐　静

　　唐静，医学博士，副主任医师，就职于四川大学华西医院眼科。曾于 2019—2020 年赴美国哈佛医学院麻省眼耳医院 Schepens 眼科研究所从事博士后研究。现任中国医师协会眼科医师分会眼感染学组青年委员、四川省医师协会眼科医师分会青年委员、四川省医学会眼表角膜和屈光学组委员、四川省医学会激光医学专业委员会委员、成都康复医学会眼科康复专委会委员，为四川省海外高层次留学人才。专业方向为角膜病和屈光手术，擅长角膜激光和屈光晶体的成人近视矫正手术，以及眼表疾病、角膜病的诊治。

《华西医学大系》总序

　　由四川大学华西临床医学院/华西医院（简称"华西"）与新华文轩出版传媒股份有限公司（简称"新华文轩"）共同策划、精心打造的《华西医学大系》陆续与读者见面了，这是双方强强联合，共同助力健康中国战略、推动文化大繁荣的重要举措。

　　百年华西，历经120多年的历史与沉淀，华西人在每一个历史时期均辛勤耕耘，全力奉献。改革开放以来，华西励精图治、奋进创新，坚守"关怀、服务"的理念，遵循"厚德精业、求实创新"的院训，为践行中国特色卫生与健康发展道路，全心全意为人民健康服务做出了积极努力和应有贡献，华西也由此成为了全国一流、世界知名的医（学）院。如何继续传承百年华西文化，如何最大化发挥华西优质医疗资源辐射作用？这是处在新时代站位的华西需要积极思考和探索的问题。

　　新华文轩，作为我国首家"A+H"出版传媒企业、中国出版发行业排头兵，一直都以传承弘扬中华文明、引领产业发展为使命，以坚持导向、服务人民为己任。进入新时代后，新华文轩提出了坚持精准出版、精细出版、精品出版的"三精"出版发展思路，全心全意为推动我国文化发展与繁荣做出了积极努力和应有贡献。如何充分发挥新华文轩的出版和渠道优势，不断满足人民日益增长的美好生活需要？这是新华文轩一直以来积极思考和探索的问题。

基于上述思考，四川大学华西临床医学院/华西医院与新华文轩出版传媒股份有限公司于2018年4月18日共同签署了战略合作协议，启动了《华西医学大系》出版项目并将其作为双方战略合作的重要方面和旗舰项目，共同向承担《华西医学大系》出版工作的四川科学技术出版社授予了"华西医学出版中心"铭牌。

人民健康是民族昌盛和国家富强的重要标志，没有全民健康，就没有全面小康，医疗卫生服务直接关系人民身体健康。医学出版是医药卫生事业发展的重要组成部分，不断总结医学经验，向学界、社会推广医学成果，普及医学知识，对我国医疗水平的整体提高、对国民健康素养的整体提升均具有重要的推动作用。华西与新华文轩作为国内有影响力的大型医学健康机构与大型文化传媒企业，深入贯彻落实健康中国战略、文化强国战略，积极开展跨界合作，联合打造《华西医学大系》，展示了双方共同助力健康中国战略的开阔视野、务实精神和坚定信心。

华西之所以能够成就中国医学界的"华西现象"，既在于党政同心、齐抓共管，又在于华西始终注重临床、教学、科研、管理这四个方面协调发展、齐头并进。教学是基础，科研是动力，医疗是中心，管理是保障，四者有机结合，使华西人才辈出，临床医疗水平不断提高，科研水平不断提升，管理方法不断创新，核心竞争力不断增强。

《华西医学大系》将全面系统深入展示华西医院在学术研究、临床诊疗、人才建设、管理创新、科学普及、社会贡献等方面的发展成就；是华西医院长期积累的医学知识产权与保护的重大项目，是华西医院品牌建设、文化建设的重大项目，也是讲好"华西故事"、展示"华西人"风采、弘扬"华西精神"的重大项目。

《华西医学大系》主要包括以下子系列。

①《学术精品系列》：总结华西医（学）院取得的学术成果，学术影响力强。②《临床实用技术系列》：主要介绍临床各方面的适宜技术、新技术等，针对性、指导性强。③《医学科普系列》：聚焦百姓最关心的、最迫切需要的医学科普知识，以百姓喜闻乐见的方式呈现。④《医院管理创新系列》：展示华西医（学）院管理改革创新的系列成果，体现华西"厚德精业、求实创新"的院训，探索华西医院管理创新成果的产权保护，推广华西优秀的管理理念。⑤《精准医疗扶贫系列》：包括华西特色智力扶贫的相关内容，旨在提高贫困地区基层医院的临床诊疗水平。⑥《名医名家系列》：展示华西人的医学成就、贡献和风采，弘扬华西精神。⑦《百年华西系列》：聚焦百年华西历史，书写百年华西故事。

我们将以精益求精的精神和持之以恒的毅力精心打造《华西医学大系》，将华西的医学成果转化为出版成果，向西部、全国乃至海外传播，提升我国医疗资源均衡化水平，造福更多的患者，推动我国全民健康事业向更高的层次迈进。

《华西医学大系》编委会

2018年7月

序

在科技飞速发展、生活日新月异的今天，我们的眼睛正面临着前所未有的挑战。近视，这个曾经或许只是困扰少数人的视力问题，如今已闯入了无数人的生活，尤其是在青少年群体中，其发病率的不断攀升令人揪心。正是在这样的背景下，《守护你的眼 近视防控与科学矫正》这本书犹如一盏明灯，为我们在近视防治的漫漫征途中照亮了前行的道路。

眼睛，常被喻为心灵的窗户，它是我们感知世界、领略万物之美的重要器官。通过这扇"窗户"，我们能欣赏到壮丽的山河、绚丽的画卷，能捕捉到亲人间温暖的笑容、朋友间真挚的眼神。然而，一旦近视的阴霾悄然笼罩，这扇"窗户"便仿佛被蒙上了一层薄纱，世界的清晰与美好在眼前逐渐变得模糊。近视不仅仅是视力下降这么简单，它还可能引发一系列眼部健康问题，如视网膜脱离、黄斑病变等，给患者的生活质量带来严重影响，甚至对其未来的职业选择、社交活动等诸多方面造成影响。

本书的作者中，有在眼科领域深耕多年、经验丰富且极具社会责任感的资深专家，也有经过多年学习和深造，对近视防控与矫正具有高度热情的青年骨干。医生们在长期的临床实践中，接触过形形色色因近视而饱受困扰的患者及家长，深切感受到他们在近视防治过程中的迷茫与无助。怀着对患者的深切关爱及对眼科事业的执着追求，大家决定撰写这样一本全面、系统且通俗易懂的科普书籍，旨在将专业的近视防治知识传递给广大读者，帮助读者更好地了解近视、预防近视以及科学地矫正近视。

本书内容翔实，从近视的成因、发病机制等基础理论知识入手，深入浅出地为读者进行讲解。本书打破了专业知识的壁垒，用通俗易懂的语言和生动形象的比喻，让即使没有医学背景的普通读者也能轻松理解近视是如何发生的。例如，书中将眼睛比作一台精密的相机，而晶状体、视网膜等眼部结构就如同相机的镜头、底片等部件，当这些部件的正常功能受到影响时，就可能导致近视的发生，这样的比喻使抽象的医学概念变得直观易懂。

在近视防控方面，本书更是提供了大量实用且具有可操作性的建议。不仅提到了日常生活中的用眼习惯，如保持正确的读写姿势、控制用眼时间、合理调节用眼环境的光线等，还科普了饮食营养的搭配，强调了一些对眼睛有益的营养素，如维生素 A、叶黄素等在预防近视中的重要作用。同时，还详细介绍了多种适合不同年龄段人群的户外活动方式及其对预防近视的积极意义。这些内容不仅为家长在孩子的近视防控中提供了科学的指导，也让广大青少年能够更加自觉地养成良好的用眼习惯，主动参与到近视防控中来。

对于已经近视的读者，本书在近视矫正部分同样给予了全面而细致的介绍。本书涵盖了目前常见的近视矫正方法，如框架眼镜、隐形眼镜、角膜塑形镜以及屈光手术（即我们常说的近视手术）等。对每种矫正方法的原理、优缺点、适用人群等都进行了详细的阐述，并结合实际案例进行分析，让读者能够根据自身的情况作出更加明智、合理的选择。例如，在介绍角膜塑形镜时，书中不仅说明了其通过改变角膜形态来暂时矫正近视的原理，还详细介绍了佩戴角膜塑形镜的注意事项、可能出现的不良反应以及如何正确护理镜片等内容，为有意向选择角膜塑形镜矫正近视的患者提供了全面的参考。

此外，本书还特别关注了近视防控过程中的心理因素。近视的发生和发展往往会给患者带来一定的心理压力，尤其是青少年患者，可能会因为视力问题而产生自卑、焦虑等情绪。作者敏锐地捕捉到了这一点，在书中专门设章节阐述了如何帮助患者调整心态、积极面对近视问题。鼓励患者树立正确的近视防控观念，不要因为近视而过度焦虑，同时也提醒家长和社会，要给予近视患者更多的理解和支持，共同营造一个有利于近视防控的良好氛围。

《守护你的眼 近视防控与科学矫正》这本书的价值不仅仅在于传授了专业的知识和实用的方法，更在于传递了一种关爱健康、积极预防的理念。它让我们深刻认识到，近视防控是一场需要全社会共同参与的持久战。无论是家庭、学校还是社会，都应当肩负起各自的责任，共同为守护孩子们明亮的眼睛而努力。对于广大读者而言，这本书就像一位贴心的眼科医生朋友，时刻陪伴在身边，为大家的视力健康保驾护航。

相信每一位翻开这本书的读者，都能从中汲取有益的知识和力量，更加重视近视防控，用科学的方法呵护自己和家人的眼睛。让我们在这本书的引领下，从现在开始，行动起来，为孩子们创造一个清晰明亮的未来，让心灵的窗户永远保持洁净与明亮。

是为序。

邓应平

2024 年 9 月

前 言

近视，这一现代社会日益严峻的健康问题，已悄然成为全社会的关注焦点，尤其在青少年群体中，近视率的急剧上升更是让人心生忧虑。随着电子产品的使用时间加长和学习压力的不断加大，越来越多的人开始面临视力的减退，甚至连年幼的孩子也成了近视的高发人群。在这一背景下，科学的近视防控知识的普及显得尤为迫切。唯有通过广泛的科普教育，才能帮助大众养成正确的用眼习惯，降低近视发生的风险，同时为家长提供实用的防控策略，守护下一代的视力健康。

屈光手术作为一种有效的视力矫正手段，近年来在我国得到了广泛的应用。然而，对于已经进入屈光手术矫正阶段的成人群体而言，尽管手术技术已经相当成熟，但许多人仍然对其适应证、效果及潜在风险存在误解，导致一些患者过于恐惧而放弃，或者在不了解的情况下盲目选择手术。事实上，随着手术技术的不断发展，屈光手术可为符合条件的患者提供持久的视力改善，但需明确，术前评估、术后护理和对手术长期效果的科学认知，同样是保障手术安全与疗效的关键环节。

本书旨在用通俗易懂的语言，全面介绍近视的防控和矫正方法。书中重点阐述了屈光手术的应用及相关知识，同时还涉及老花眼的防治内容，几乎涵盖了所有年龄段人群的视力健康问题。我们希望读者能够通过这本书，了解如何科学地保护视力，避免常见的误区，并在有需要时做出理性且明智的选择。本书由四川大学华西医院眼科的资深医师、技师和护理人员共同编撰，他们集合了多年临床实践中的宝贵经验，旨在为读者提供权威且切实可行的视力保健知识。

作为医务工作者，我们深知如今患者的学习能力不断增强，信息获取途径也越发多元化，他们可以通过书籍、网络，甚至是查阅专业文献来寻找答案。然而，这往往是一个费时的过程，而作为专业人员，我们可以在短短几分钟内提供准确的解答。如果有一本集结了常见问题和科学解答的书籍，能够帮助患者高效解决问题，岂不更好？

在日常的临床工作中，我们常常遇到患者反复咨询同一问题的情况。这种不确定性不仅加剧了他们的焦虑，也让忙碌的医务人员面临重复解答的负担。此时，如果有一本书能递到患者手中，既能解答他们的疑惑，又能节省医务人员的时间，那么患者和医务人员都将因此受益。节省下来的时间不仅能让患者更专注于自己的健康，也能使医务人员更好地为患者提供服务。

因此，本书的每一位编者，在繁忙的工作之余，倾注心血完成了这本书的编撰工作。无论是青少年近视防控，还是成人屈光手术的选择与应用，我们都力求为读者提供科学的指导，帮助读者更好地面对这一常见的健康挑战。希望这本书能成为读者了解视力健康的有力助手，带给读者科学的视力保健知识，帮助读者做出最适合自己的视力健康决策。

唐 静

2024 年 10 月

目 录 MULU

第二章　科学矫正　57

第一章 近视防控

在当今社会，儿童、青少年出现近视问题已成为一个越来越普遍的现象。当家长们得知孩子近视的那一刻，往往会陷入各种复杂的情绪，有担忧、焦虑，甚至可能会感到自责。面对这一现状，如何正确看待孩子近视、掌握科学预防及矫正近视的方法显得至关重要。

近视并非无法应对的难题，它是许多孩子成长过程中的一种普遍现象，也是家长们可能面临的诸多挑战之一。了解近视的成因、表现、预防措施及应对方法等，不仅能帮助孩子更好地认识和防控近视，也能让家长们以更加理性与平和的心态陪伴孩子防治和矫正近视。

这一章，我们将从近视的正确认识、预防保健及矫正方法三节全面讲解与近视相关的问题，引导家长们正确看待孩子近视的问题，并为家长们提供专业的知识和科学实用的建议，为孩子们的视力健康保驾护航。

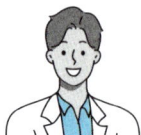

第一节　正确认识

1. 家长应该如何正确看待孩子的近视问题？

近视是孩子发育过程中一个普遍的现象，家长可以从以下几个方面正确看待孩子的近视问题。

首先，家长应该理解近视的成因。

随着孩子身体的发育，长身高的同时，眼球会慢慢长大，眼轴也会慢慢变长。如果眼轴增长速度过快，尤其是青春期孩子身体快速生长，眼轴也可能相应快速变长，增加近视风险。

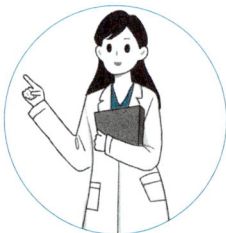

除了身体发育因素外，近视还跟遗传、用眼习惯、户外活动等相关因素有关。

其次，家长应建立对近视的科学认知。随着现在生活方式和学习环境的变化，使得很多孩子都面临近视的问题。近视在青少年群体中较为常见，并不是个例问题。家长可以更加理性地对待孩子的近视问题，不要因为孩子近视而过分紧张或自责。虽然近视可能会给孩子的日常生活和学习带来一些不便，比如看不清楚黑板而影响学习、在进行一些运动时受到限制等，但日后是可以通过科学的方法进行控制的。

此外，为了预防近视的发生和进展，家长应采取积极的干预措施，比如培养孩子良好的用眼习惯，监督孩子保持正确的读写姿势；让孩子保证充足的睡眠时间和均衡的饮食搭配；鼓励孩子多参加户外活动（每天保证至少 2 小时的户外活动时间），让眼睛接触自然光线。家长应了解和重视孩子近视后可能会出现的情况，并告知孩子，一旦出现相应的情况，比如看远处模糊等，应主动告知家长。同时教会孩子正确地认识近视，帮助孩子缓解因远处看不清而带来的紧张情绪。此外，在生活和学习中，协助孩子养成良好的用眼习惯、正确佩戴眼镜并积极参加户外活动。最重要的是，家长应定期带孩子去正规医疗机构检查视力情况，如果发现孩子患了近视，家长可根据医生的建议选择合适的矫正方法。总之，家长在面对孩子近视问题时，应采取积极科学有效的措施来应对，避免过度焦虑。

2. 近视是什么，屈光不正就是近视吗?

要知道近视是什么，首先要介绍一下人眼的几个重要部分：在眼球最表面的是角膜；眼球内有一个扁球形的结构，那是晶状体，晶状体就像是相机的镜头，它可以通过调整自身的形状，改变整个眼球的屈光状态；眼球的最后方是视网膜，视网膜就像是相机的底片（图1-1）。

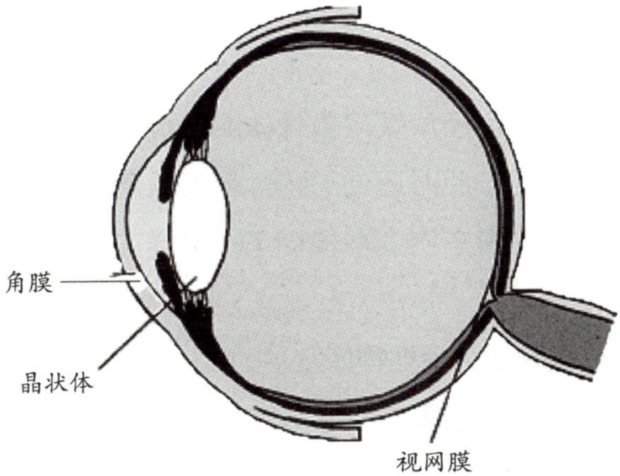

角膜

晶状体

视网膜

图1-1　角膜、晶状体、视网膜示意图

3

　　人眼内的角膜、晶状体等光学结构会让进入眼内的光线发生偏折（称为折光能力）。光线经过角膜、晶状体，最终成像在视网膜上，视网膜再负责将它上面的成像向后传递至大脑视觉中枢，最终在大脑的加工下，让我们能够正常地视物。

　　对于一个完全正常的眼睛而言，在放松调节的状态下，就可以让远处物体发出的平行光线经角膜、晶状体偏折后的成像刚好聚焦在视网膜上，就像是清晰的成像在照相机的底片上一样，从而使得我们的眼睛可以清晰地看到远处的物体（图1-2）。

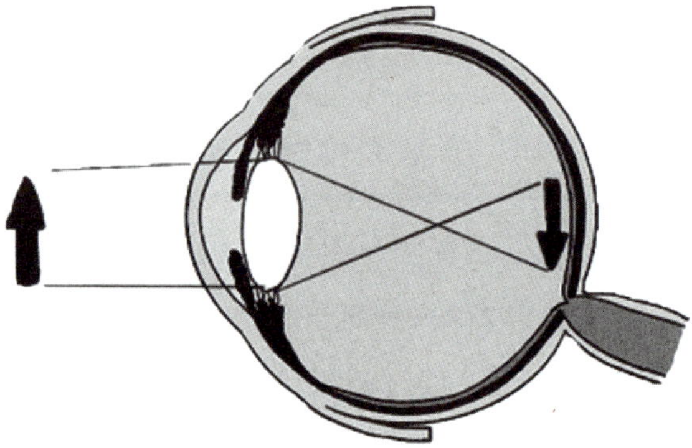

图1-2　正常眼球看远处物体示意图

　　那如果平行光线经角膜和晶状体的偏折后，不能最终聚焦在视网膜上会怎样呢？此时远处的物体就无法清晰地在视网膜上成像，我们就会感觉看东西变得模糊了，这样的情况统称为"屈光不正"。

　　如果通过人眼后，远处物体发出的平行光线聚焦在了视网膜前面，这就是我们说的近视。

　　那什么情况下会让平行光线聚焦在视网膜前面呢？一种是眼睛折光能力太强了，所以提前聚焦了，这种情况被称为曲率性近视；

而另一种就是视网膜距离偏后，所以即使眼睛的折光能力正常，但由于"底片"距离太远了，也会使平行光线在视网膜前就发生聚焦，这种情况被称为轴性近视（图1-3）。

正常眼球看远处物体　　　　　曲率性近视眼球看远处物体（折光能力过强，提前聚焦）

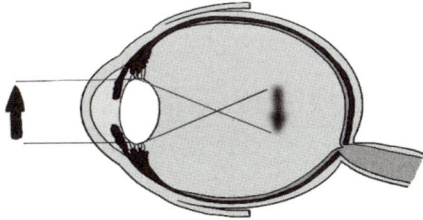

轴性近视眼轴看远处物体（视网膜距离过远）

图1-3　正常眼球、曲率性近视眼球及轴性近视眼球看远处物体示意图

当平行光线不能刚好聚焦在视网膜上时，除了聚焦在视网膜前面，还有别的可能性吗？

与上面近视的情况相反，远处物体发出的平行光线聚焦在视网膜后面，就被称作远视；其中，如果是眼球折光能力太弱所致，称为曲率性远视，如果是视网膜（"底片"）的距离太近所致，则称为轴性远视（图1-4）。

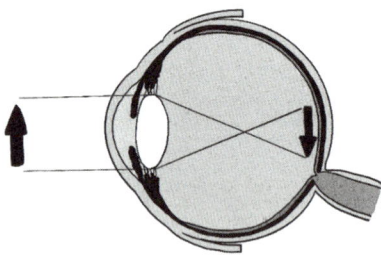

正常眼球看远处物体　　　　曲率性远视眼球看远处物体（折光能力太弱，在后方聚焦）

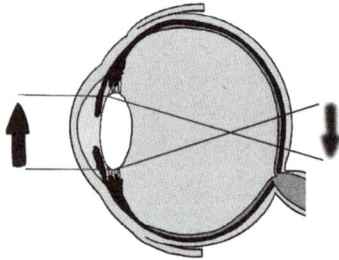

轴性远视眼轴看远处物体（视网膜距离过近）

图1-4　正常眼球、曲率性远视眼球及轴性远视眼球看远处物体示意图

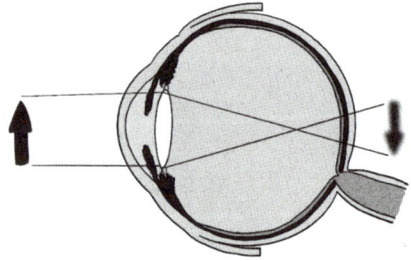

另外，还有一些眼睛的角膜或者晶状体，在每个方向上的折光能力不同，就使得在一些方向上的光线成像更靠前，另一些方向上的光线成像更靠后，从而并不能聚焦在同一个点上，这就是我们所说的"散光"（图1-5）。

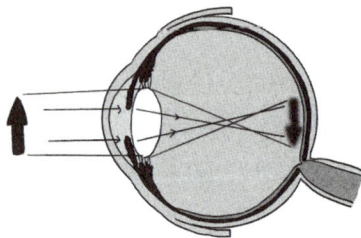

图1-5　散光眼看远处物体示意图

以上在人眼放松的情况下，不能使得远处物体发出的平行光线刚好聚焦在视网膜上的屈光状况，被统称为"屈光不正"，所以近视是屈光不正的一种，但屈光不正还包括了远视和散光。

3. 近视是怎么发生的？近视会遗传吗？

前面我们了解过了，近视是因为眼球的折光能力太强，或者眼轴太长，导致平行光线经过眼球折射后，最终成像在了视网膜前方。这就是两种不同类型近视的情况。当眼轴长度在该年龄段的正常范围内，但是眼球的角膜或晶状体折光能力过强而形成的近视被称为"曲率性近视"；而当眼球的折光能力正常，眼轴长度超过该年龄段的正常范围，被称为"轴性近视"。目前，我国儿童、青少年的近视大多为轴性近视。

近视的发生发展是一个多因素共同作用的复杂结果。对于大多数近视人群而言，目前无法阐明其精确病因，学者们认为影响因素主要包括遗传、环境和生长发育等几个方面的共同作用。

从遗传角度来说，近视被认为是一种多基因易感性疾病。目前科学家们已经发现了四百多个和近视相关的遗传基因位点。但遗传并不是决定因素，也就是说，并不是父母都近视的孩子就一定会近视，只是父母如果存在近视，会使得孩子近视的风险有所增加。有相关研究表明，在其他条件相同的情况下，与父母都不近视的孩子相比，父母中有一方近视的孩子，发生近视的概率要高 2.1 倍；而父母双方都近视的孩子，发生近视的概率高 4.9 倍。

相较于遗传因素，环境和用眼习惯是导致近视发生发展的更重要因素。相关研究表明，持续的近距离视物，使得睫状肌无法放松，容易导致近视的发生。与此同时，还有很多不好的用眼习惯会使得近视提早发生或发生后增长速度更快，比如过近距离用眼、户外活动时间少、使用电子产品时间过长等。

　　自身的生长发育在近视的发生发展中也是不可忽略的影响因素。例如，轴性近视的出现主要是由于眼轴的增长。在儿童、青少年生长发育迅速时，比如身高快速增长的时候，我们观察到近视增长速度往往也是比较快的；而当生长发育变缓时，近视的增长速度也随之变缓。另外，均衡饮食、保证充足的睡眠对儿童、青少年的生长发育也十分重要。有研究表明，正常的昼夜节律对人类眼球的发育有重要作用，睡眠紊乱可能会扰乱或中断控制眼球正视化生长[1]的调控机制。

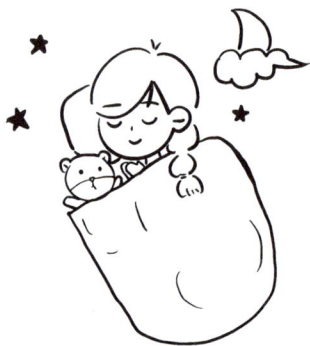

4. 近视的表现是什么？

　　根据前文所写的近视原理，我们可以很容易理解：近视眼会使得远处的物体发出的平行光线聚焦在视网膜的前方，也就导致视网膜上（也就是相机底片的位置）物体的成像不是清晰的，而是一个模糊的像。**所以，近视首先的表现就是看不清远处的物体，远视力下降。**

　　那看近处的时候呢？近处物体发出的光线是发散光线，需要更强的折光能力，才能刚好聚焦在视网膜上。因此，近视患

[1] 眼球正视化生长是指眼球从出生到成年逐渐发育，使屈光状态从远视逐渐调整为正视眼的过程。

者在看较近的物体时，是可以在视网膜上得到清晰成像而看清楚物体的，即一定距离的近视力可能不会下降（图1-6）。**因此，近视发生的时候，通常最初的表现是看远不清楚，看近往往没有问题。**

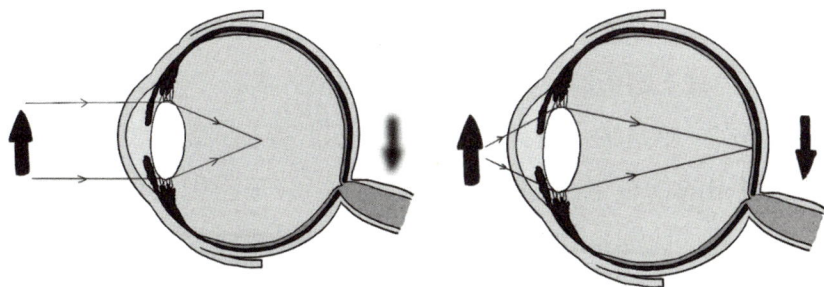

近视眼球看远处物体　　　　近视眼球看近处物体（发散光线）

图1-6　近视眼球视物示意图

当近视的眼睛开始出现看远不清楚时，机体就会出现一些代偿反应，想要寻找看远处更清晰的方法，在这个阶段可能就会表现出诸如喜欢皱眉、眯眼、歪头、频繁眨眼、揉眼睛等各种表现。但这些做法并不能让近视患者的远视力变好。随着近视时间的延长和近视度数的进展，如果一直没有得到有效处理，就会使得这些做法的帮助越来越小，看远处越来越不清晰，视疲劳等症状加重，继而可能出现眼睛痛、头痛等症状。

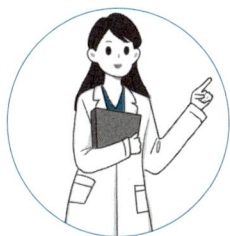

所以，家长们在日常生活中需要密切观察孩子用眼习惯的改变，如果孩子出现看远处喜欢皱眉、眯眼、歪头、频繁眨眼、揉眼睛，以及看电视距离变近等情况，就提示我们要警惕近视的到来了。

5. 近视有什么危害?

　　首先是视力的下降，同时还可能伴随眼睛干涩、视疲劳等症状。但是戴上近视眼镜之后，视远、视近的视力都得到了提升，都能看清楚了，视疲劳等症状也会有好转，是不是意味着近视患者只需要戴上眼镜就又变成了视力正常的人呢?

　　其实并不是的。有大量的研究显示，近视人群即使在戴上合适的眼镜的情况下，他们的视觉功能相较于正视人群也会出现一些改变，比如往往外隐斜值更大（指眼球向外偏斜的倾向更大）、调节滞后量有所增加（指眼睛调节反应与调节刺激之间的差值增加）、对比敏感度功能下降（指分辨明暗对比差异的能力减弱）、暗适应能力下降等。这些功能的改变有时会在日常生活中有所表现。以暗适应能力为例，当我们从明亮的环境走进黑暗的环境时，往往需要一点时间，才能在黑暗的环境中看清楚物体，这个就是暗适应能力。有研究发现，近视度数越高，从亮室到暗室时能够看清楚物体所需要的时间就越长，即暗适应能力就越差。但是这些视功能的变化通常对我们正常的日常生活影响较小，所以我们往往感觉近视患者戴上近视眼镜后，就一切如常了。

　　但基于近视发生的原理，我们知道目前儿童、青少年的近视主要为轴性近视，戴上近视眼镜，只是用一个凹透镜来把原本成像在视网膜前方的像挪回到了视网膜上，但并不能够让已经"变长"的眼球再"缩短"回去。

　　那过"长"的眼球会带来什么呢? 外观上，过"长"的眼球会让眼睛看起来变凸，这也是我们常说的感觉近视之后眼睛会变形。结构上，眼轴的拉长会使得眼球内相应的结构发生一系列改变，比如视网膜会随着眼轴的拉长而变薄，薄到一定程度后，就会更容易出现视网膜裂孔或视网膜脱落等（图1-7）。同时，过长的眼轴还可能导致视盘出现倾斜、视盘旁脉络膜、视网膜萎缩等病理性眼底改变，并增加白内障、青光眼等的患病风险。这些病变中，有一些可能会带来不可逆的视力损伤，甚至致盲。出现这些不可逆的视力损伤后，即使戴上近视眼镜，也无法再恢复到正常的视力了。

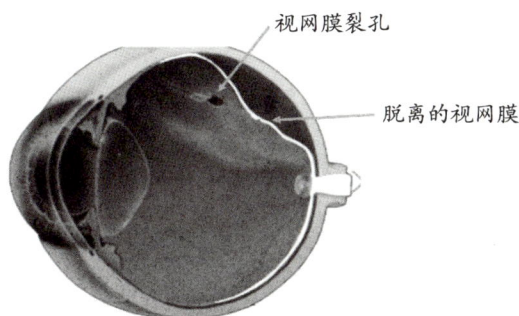

图1-7　过长的眼轴引起的视网膜裂孔、脱落

　　为了避免高度近视人群视网膜脱落等情况的发生，我们通常建议高度近视人群减少跳水、蹦极、过山车等可能引起眼球高速旋转或者对眼球有剧烈碰撞风险的活动，且需要定期进行眼底检查，若眼前有闪光感、黑影遮挡、突然的视力下降等情况，应及时于正规医院就诊。

　　另外，我国在航空航天、精密制造、军事、航海、消防工程等职业中均对屈光度数或者裸眼视力（不戴眼镜下的视力）有相应要求。2022年，根据国家疾病预防控制局发布的消息，我国儿童、青少年总体近视率已达到 51.9%，其中小学阶段近视率约 36.7%，初中阶段约 71.4%，高中阶段约 81.2%；在已经近视的学生中，低度、中度、高度近视的占比分别为 53.3%、37.0% 和 9.7%。

所以，近视的出现不仅仅会带来视力下降、视觉质量下降、外观的改变，近视度数过高时，还可能造成专业或职业的选择受限、日常活动或运动受限、眼部疾病的患病风险增大，进而引起不可逆的视力下降等情况。因此，我们一定要做好近视防控，让近视尽量晚发生或不发生，让已经出现的近视增长速度变得更缓慢，也让最终的近视度数尽量低一些。

6. 近视一旦出现，如果不管它会自己痊愈吗？近视后，度数还可能降低吗？

近视一旦出现，度数能否降低甚至痊愈？这个问题其实也和我们前面所说的近视是怎么发生的有关。我们已经了解到，近视主要分曲率性近视和轴性近视两种。曲率性近视是因为角膜等光学元件的折光能力太强造成的，这个"折光能力"通常在儿童、青少年中不会有太大的变化，基本是稳定状态。我们最普遍的轴性近视，是因为眼轴变长了，也就是眼球"长大"了。这种生长发育通常是不可逆的，也就意味着，一个"变长"了的眼球，是无法再自己"缩短"的，这和我们儿童、青少年的身高发育是一样的，只可以长高或停止长高，无法变矮。因此，我们认为近视一旦发生，一般来说就只有持续增长和停止增长两种可能性，度数不会降低，也更不可能自行痊愈。科学上，我们只能够通过一些近视防控的光学、药物手段，以及规范儿童、青少年的用眼习惯等行为学方法，尽量延缓近视的发生，减慢近视度数的增长速度。

但是近年来，随着近视防控手段的增加，使用诸如周边离焦设计框架眼镜、角膜塑形镜（OK镜）、离焦设计软镜等防控措施后，我们在临床工作中确实观察到一些孩子出现暂时性眼轴缩短，近视度数下降。这又是为什么呢？这样的现象意味着近视是可逆的吗？其实答案是否定的。目前使用防控手段后眼轴缩短的具体原因尚没有定论，学者们分析可能原因主要有两种。

第一是脉络膜的增厚理论。人眼的眼球壁有三层，从眼球内部到外部分别是视网膜、脉络膜和巩膜。在儿童的生长发育过程中，整个眼球并不会变短，学者们分析通过近视防控的一些干预手段，可能会使得脉络膜的血流供应有所增加，脉络膜厚度也随之有所增加，而眼轴的距离是从角膜到视网膜的距离，此时测量点前移，测得的眼轴长度会变短；但是脉络膜是不会无限增厚的，脉络膜正常的厚度在200～400微米，由血供带来的脉络膜厚度的增加通常不会超过200微米（图1-8）。

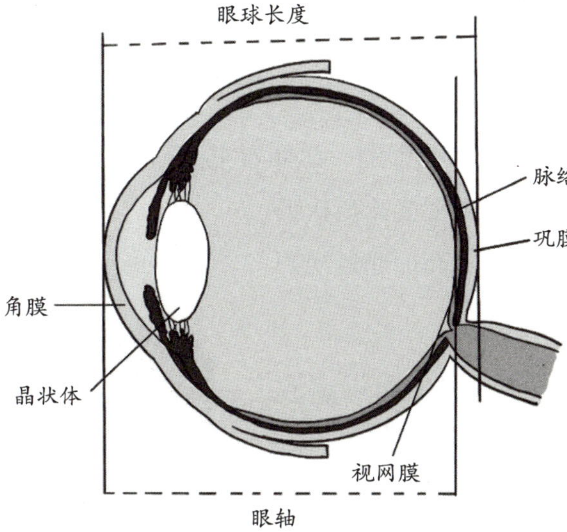

图1-8　眼轴长度与眼球壁结构

第二是巩膜重塑理论。近年来，也有学者提出，巩膜缺氧可能通过诱导细胞外基质重塑参与近视的发生。近视人群脉络膜血供情况有所变化，进而可能导致巩膜缺氧，巩膜缺氧又会进一步加速近视进展。学者们认为，通过调整矫正方式、改善近距离用眼等情况促进巩膜重塑，这可能是眼轴缩短的原因。

两种理论均为现今学者们提出的假设，具体原因仍需大量的相关研究才能得以确定。学者们也认为眼轴的缩短其实并非眼球的"逆生长"，而是与眼球的局部修复状态存在密切关联。

7. 影响近视度数增长的相关因素有哪些?

前面我们已经分析了近视发生的危险因素有什么，比如遗传因素、近距离用眼时间过长、过近距离用眼、户外活动时间少、电子产品使用时间过长等。同样，这些危险因素也会影响近视的进展速度。影响近视的相关因素较多，规避这些不好的行为习惯，可以尽量减慢近视度数的增长速度。

首先是在近距离用眼时，比如看书、写作业时，需要控制时间。长时间近距离用眼会让睫状肌痉挛，不易放松，从而加速近视的进展。

通常情况下，我们可以遵守"20-20-20"原则，也就是每近距离用眼 20 分钟，建议向 20 英尺外（大约 6 米）的远处远眺 20 秒以上。

同时，看书、写作业距离过近也会使睫状肌更加紧张，所以建议在阅读时，要保持合理的用眼距离。

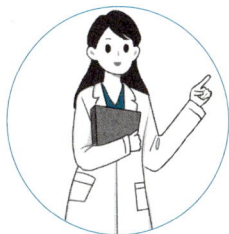

书写姿势应做到"一尺一拳一寸"，即眼睛和书本的距离要保持在一尺（约33.3厘米）以上（约一个小臂的距离），身体和课桌之间保持一个拳头的距离，握笔时手指尖和笔尖要保持一寸（约3.33厘米）的距离（图1-9）。

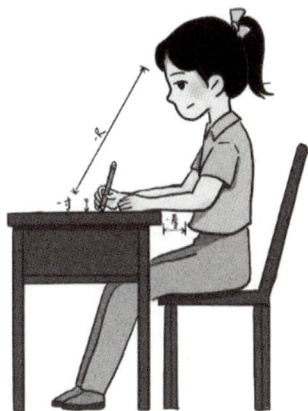

图1-9　正确的书写姿势示意图

同时，应避免躺在床上或趴在桌上看书写字，避免边走边看，避免在晃动的车厢中看书写字。

关于电子产品的使用，有条件的情况下应尽量选择屏幕更大且分辨率高的电子产品，尽量保持一定的距离观看。看电视时，我们通常建议距离电视3米以上（或者距离电视大于6倍电视屏幕对角线的长度）。看电脑时，眼睛离电脑屏幕的距离应大于50厘米。使用手机时，眼睛离手机平面的距离建议不小于40厘米。需要注意的是，0～3岁幼儿为视觉发育的快速、关键期，通常建议0～3岁幼儿不使用手机等视屏类电子产品；3～6岁儿童也应尽量避免接触和使用。中小学生非学习目的的电子产品单次使用时长尽量控制在15分钟以内，每天累积不应超过1小时，并且年龄越小，持续使用电子产品的时间应越短。

不合理的照明亮度也会对儿童眼球的发育带来不良影响。**白天建议充分利用自然光照明，同时应避免光线直射在桌面上带来反光等情况；晚上看书、写作业时，建议开台灯直接照明，同时开房间的顶灯作为适当的背景辅助光源，从而减少房间内的明暗差距，保持桌面的光线与周围环境较和谐的状态。**另外，台灯应放置在惯用手的对侧前方（比如右手写字时，台灯应放置在左前方），以尽量减少阴影。

近年来，户外活动在近视防控中经常被提及。科学研究证实，增加户外活动时间是最有效，也是最便捷、经济的延缓近视发生发展的手段。**我们推荐每天在户外阳光下活动不小于2小时，或每周累计达到14小时。**目前户外活动能够减缓近视度数增长速度的确切原因尚无定论，但学者们认为，户外光照强度的增加可能通过促进视网膜多巴胺递质的释放，从而减少眼轴的增长。因此，户外活动的关键主要是"户外"，而不是活动的内容。

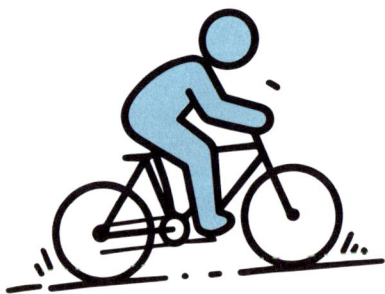

同时，既往有研究发现，高糖饮食会影响相关生长因子，导致眼球壁（巩膜）硬度下降，使得眼轴更容易增长。**建议日常饮食要均衡，少吃甜食、含糖饮料及油炸食品等。**在儿童生长发育过程中，充足的睡眠也十分重要，正常的昼夜节律对人眼的发育有着重要作用。**幼儿和小学生每日睡眠时长应不低于 10 小时，初中生睡眠不低于 9 小时，高中生睡眠不低于 8 小时。**

另外，儿童、青少年自身的生长发育情况也是影响近视增长速度的相关因素。例如，近视发生越早的孩子，其度数增长速度往往相对更快；父母双方均近视或高度近视的孩子，其近视度数增长速度相对更快；儿童、青少年在身体生长发育较快的时期（比如身高快速增长时），眼轴的增长速度也会相对更快。

8. 近视度数什么时候会停止增长？

以前，我们通常认为近视度数在 18 岁左右就能达到稳定，很少在成年后继续增长。为什么在这个年龄段大部分人的度数就停止增长了呢？主要原因有两个，第一是 18 岁左右一般已经完成高考，学习压力减小，高强度、近距离用眼的阶段已经过去了，同时，大学生除学习外的户外活动通常也有所增加，可以进一步缓解用眼的压力。第二是近视的增长和自身的生长发育密切相关，一般在 18 岁左右身高的增长和身体的发育都趋于稳定，此时也就过了眼轴发育的高峰期，进入近视度数趋于稳定的状态。

但是近年来，越来越多的研究者发现，成年人仍然可能出现近视度数持续增长的情况。学者们认为，这和我们的用眼习惯和学习、工作的需求是息息相关的。目前电子产品大量普及，越来越多的事项都需要基于多媒体、笔记本电脑、平板电脑来完成。无纸化学习、工作已成常态；同时，手机功能日益丰富，电子娱乐产品也在持续增多，使得我们的眼睛处在更疲惫、用眼时间更长的状态。同样，现在越来越多的工作也离不开电脑等电子产品，比如设计师作图、互联网程序员编程、律师的文书处理，大量的工作都需要

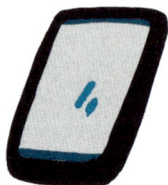

每天使用电脑 8 小时及以上，休息时也离不开手机、电视等电子产品，若没有养成良好的用眼习惯，就很容易使近视度数持续增加。

此外，还有一种近视是"病理性近视"。病理性近视通常高于 600 度且眼轴进行性延长，眼底出现病理性改变。病理性近视人群存在近视度数终身增长的可能性。

因此，随着现今社会用眼需求的改变，成年人也容易有近视度数增长的风险，同样应该注意培养良好的用眼习惯。成年后若近视度数依然持续增长，则需要去正规医疗机构进行相关疾病排查，同时保持定期的随访。

9. 18 岁以后还会近视吗？

在正常生理情况下，眼球的前后径（眼轴）在出生后随着身体的生长发育而逐渐增长。出生时眼轴较短，随着年龄增长逐渐变长。正常眼轴在成人阶段约为 24 毫米，大部分人的眼轴在 18 岁左右接近这个长度，之后增长极为缓慢甚至停止增长。眼轴稳定也意味着近视度数趋于稳定。

虽然 18 岁左右眼球的发育基本完成，眼轴长度和屈光状态相对稳定，但这并不意味着不会近视或者近视度数不再增长。长时间的近距离用眼是导致近视发生和加深的重要因素。例如，长时间近距离阅读、频繁使用各类电子产品及长期需要近距离精细手工操作的人群等，这类人群眼睛的睫状肌持续处于紧张收缩状态，就像一直拉紧的橡皮筋一样，久而久之会导致晶状体变凸，屈光能力发生改变。如果这种情况持续下去，眼球的屈光状态也可能会发生适应性改变，眼轴进一步延长，而导致近视或者原有近视度数增长等情况。这种不良用眼习惯导致的近视称为"调节性近视"。

此外，病理性近视也是需要高度关注的。病理性近视主要受遗传因素影响，即便 18 岁以后眼轴也可能会继续异常增长，进而导致近视度数不断加深出现不可逆的眼底改变，比如出现视网膜脱离、黄斑病变等并发症。相关研究表明，病理性近视是一种常染色体隐性遗传病。如果家族中有病理性近视患者，个体发病风险会显著增加。若父母双方都是病理性近视患者，子女患病理性近视的概率比普通人群高很多。因此，如果父母有病理性近视病史，其子女就属于高危人群，需要从小建立眼健康档案，定期检查视力、眼轴长度和眼底情况等，即便已经长到 18 岁，也需要长期规律监测眼轴和度数进展等情况。

L I R 10. 远视储备是什么？不同年龄段的儿童远视储备的正常范围是多少？

在人眼的发育过程中，随着年龄增长，眼球并不是完全不变的。我们把眼球从角膜前表面到视网膜的距离称为眼轴，在人眼正常的生长发育过程中，眼轴是在增长的。其中，在婴幼儿时期，眼轴增长速度较快，新生儿的眼轴长度大约为 16.5 毫米，到 3 岁时大约增长 5 毫米，平均为 21.5 毫米；随后眼轴增长速度开始变缓，通常在 13 岁左右增长速度进一步减缓，逐渐达到成人水平，在 24 毫米左右。

角膜和晶状体折光能力固定的情况下，眼轴长度越短，则意味着在眼睛完全放松的情况下，远处物体所发出的平行光线经过人眼偏折后，会更容易聚焦在视网膜后方，也就是我们前文所说的远视状态。所以，新生儿的眼球正常情况下均为远视状态，一般是 250～300 度的远视，这是正常的，也被称作"生理性远视"。

随着年龄的增长，人眼在正常的生长发育过程中眼轴逐渐变长，生理性远视度数逐渐降低，这个过程被称为"正视化"过程，即远视在朝着正视（无屈光不正）的方向走。在这个过程中，如果眼轴增长到正视状态后继续增长，近视就发生了。**因此，我们把眼睛完全放松的情况下（通常是在睫状肌麻痹验光，即我们常说的散瞳验光下获得）的远视认为是发展为近视前的"储备"，在正常正视化的发育过程中，远视储备剩得越多，就意味着可能更晚发展为近视或不会发展为近视；相反，远视储备剩得越少，就意味着近视可能更早出现。**

我国目前的调查数据显示，正常生长发育过程中，3 岁儿童远视储备约为 250 度，眼轴约为 21.5 毫米；4～5 岁远视储备为 150～200 度，眼轴为 21.8～22.1 毫米；6～7 岁，远视储备为 100～150 度，眼轴为 22.4～22.6 毫米；8～9 岁远视储备为 75～125 度，眼轴为 23.0～23.5 毫米；10～11 岁远视储备为 50～75 度，眼轴为 23.3～24.1 毫米；12～15 岁远视储备为 0～50 度，眼轴为 23.8～24.5 毫米。另外，在此过程中，性别对眼球的生长发育具有一定影响，同等情况下，男性的眼轴会略长于女性。

11. 儿童远视储备不足了，家长该怎么办？

　　当孩子经过睫状肌麻痹验光后发现，现有的远视储备已经低于该年龄段的正常范围时，被称为远视储备不足的状态，此时我们需要格外关注其屈光发育，尽量采取相应的措施来延缓近视的发生。远视储备不足通常意味着儿童的屈光发育快于正常发育速度，会更容易在短期内发展为近视。因此，在 2022 年我国发布的《近视管理白皮书（2022）》中，专家们也把远视储备低于该年龄段正常值，但还没有近视的这个阶段定义为"近视前期"。

　　在这个阶段，通常儿童、青少年的视力并无异常，没有特殊的临床表现。此时，家长应带孩子定期于专业医院就诊，定期随访屈光度与眼轴的变化情况，建立屈光档案。同时，此阶段应格外注意孩子的用眼习惯，比如，增加户外时间，鼓励孩子每天累积至少 2 小时的户外活动；控制用眼时间并养成良好的用眼习惯，保证近距离用眼 15 ～ 20 分钟后看远或休息 20 秒，并减少娱乐性电子产品的使用；保持良好的生活习惯，保证充足的睡眠，减少糖分摄入。

　　关于近视前期是否需要进行近视防控的光学或药物相关干预，比如佩戴特殊设计的框架眼镜或使用低浓度阿托品点眼等，目前还没有大规模临床研究，其效果还缺乏相关证据支持。建议家长带孩子

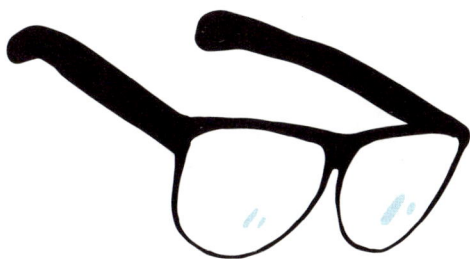

到正规医院就诊，医生根据孩子检查的相关参数来评估是否进行干预。

12. 什么是假性近视？

正视的眼睛能够把远处和近处的物体都看清楚，是因为人眼内的晶状体（就像相机里的镜头）能够通过调整自己的形态，来改变整个眼球的屈光状态。在这个过程中，当我们从注视远处逐渐转向近处物体时，睫状肌收缩，晶状体变凸，从而让整个眼球的折光能力变强，才能把近处的物体也对焦到视网膜上。但在从看近处物体换回看远处物体时，收缩的睫状肌放松，晶状体变平坦，整个眼球的折光能力下降，则又达到可以把远处物体看清的状态（图1-10）。

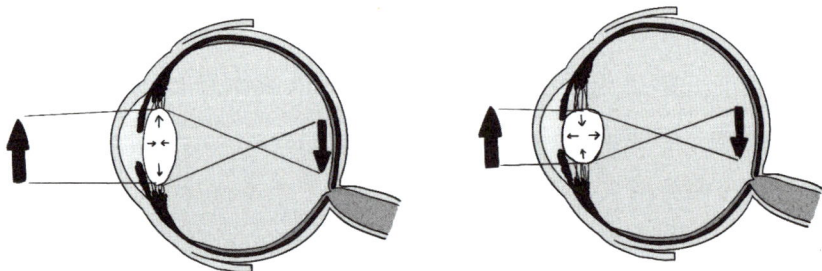

看远处时睫状肌放松，晶状体变平坦　　　看近处时睫状肌收缩，晶状体变凸

图1-10　看近和看远时眼球发生的变化对比

研究发现，近视和持续的近距离用眼是密切相关的。学者们认为，当人眼持续看近处物体时，睫状肌一直收缩，才能使得晶状体保持变凸的状态，让近处的物体刚好成像在视网膜上。长此以往，

睫状肌始终处于收缩状态，没有得到放松，可能会出现痉挛，导致在看远时也不容易放松下来。此时，当人眼注视远处物体时，该放松的睫状肌无法放松，则远处物体无法看清晰。对这样的眼球进行验光时，则会得到近视度数虚高的结果。

如果能将睫状肌完全放松，就可以排除在验光时由于睫状肌无法放松而对结果产生的影响，从而得到更精准的屈光状态。这种借助外力使睫状肌完全放松时尚未近视，但日常情况下表现为近视的屈光状态，被称为"假性近视"。若儿童、青少年的屈光状态处在假性近视阶段，往往也提示我们，如果不对不良用眼习惯进行干预，假性近视会很快地发展为真性近视。

那如何才能将睫状肌完全放松，得到真实的屈光状态呢？这就是在医院检查时，医生所说的"睫状肌麻痹验光"，也被称为"散瞳验光"。在进行验光检查之前，通常使用 0.5% 的复方托吡卡胺滴眼液滴眼，从而对睫状肌进行麻痹，使其完全放松；待睫状肌完全放松后，再进行验光检查，才能获得准确的屈光度。另外，睫状肌麻痹验光对正常人的眼睛是没有伤害的，睫状肌麻痹后所出现的看近模糊、畏光等症状也只是暂时的，随着药效的衰退，这些症状会逐渐消失。不同睫状肌麻痹药效时间有所差异，短效药物应用后通常在 5 ~ 6 小时瞳孔可恢复到正常大小。

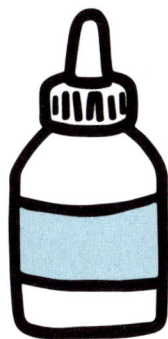

然而人眼的调节能力随着年龄增长会逐渐下降，对于 14 岁以上、非初次检查的青少年或成人，由于其调节能力减弱，睫状肌更容易放松，通常就不需进行睫状肌麻痹验光，可以通过在检查时要求其持续看远，来达到放松睫状肌的状态，进行验光检查。

13. 近视和散光有关系吗？

近视和散光是两种不同的屈光不正，但它们之间也存在一定的关联。

从成因角度讲，近视主要是由于眼轴过长或者眼睛的屈光力（指眼睛的光学系统，如晶状体、角膜等，对光线进行折射、会聚的能力）过强，使得远处物体的光线聚焦在视网膜前方，导致看远处不清楚。散光主要是因为眼球在不同方向上的屈光力不同，简单来说，眼球不是一个完美的球形，而是类似橄榄球的形状，这就使得光线不能聚焦在同一个点上，造成视物模糊、重影等现象。

在表现形式上，近视主要是远视力下降，即看远处的物体模糊，但看近处相对清晰。散光则不管是看远处还是近处，只要涉及该散光轴位方向上的物体，都可能出现模糊或者重影。一个人可能只有近视或只有散光，也可能既有近视又有散光。

从相互影响方面看，它们可能同时存在并且互相作用。比如，当一个人既有近视又有散光时，视力下降的程度会比单纯近视或散光更明显，而且，散光如果没有得到矫正，在眼睛试图看清楚物体的过程中，可能会增加眼睛的负担，进而也有可能对近视的发展产生影响。

14. 验光一定要散瞳吗？

这是家长经常问的一个问题。验光不一定要散瞳，但散瞳验光有其重要性和适用情况。我们先来了解一下为什么要散瞳验光。

儿童眼睛的调节力较强，如果在验光时不散大瞳孔，睫状肌的调节作用可使晶状体变凸，屈光力增强，导致验出的近视度数可能比实际更高。散瞳的目的是将药物滴入眼内使眼睛的睫状肌完全麻痹，让紧张的睫状肌放松，失去调节作用，这样验出的屈光度才更准确。因此，根据《中国儿童睫状肌麻痹验光及安全用药专家共识（2019年）》建议，所有初次验光的儿童，以及有远视、斜视、弱视等情况的患儿，均应在睫状肌麻痹下进行；对于12岁以下的儿童，验光时需要常规使用睫状肌麻痹剂。

对于成年人，如果只是进行一般性的近视、远视等屈光复查，且没有眼部疾病等特殊情况，在小瞳孔状态下验光通常也能得到较准确的结果。因为成年人的眼睛调节能力相对稳定，调节因素对验光结果的干扰较小。但是如果存在验光结果和实际视力表现不符合等复杂情况，也可能需要散瞳验光来辅助诊断。

15. 散瞳药会伤害身体吗?

散瞳在临床上常用于儿童验光检查之前的准备工作，使用药物松弛睫状肌，将儿童瞳孔散大，去除假性近视的部分，得到的验光结果相对更为准确。但是等到瞳孔散大后，过多的光线进入眼内，尤其是室外的强光线，孩子会表现出畏光（睁不开眼）及近距离的阅读比较困难等。当孩子出现这样的症状时，家长们就会比较焦虑和担忧。其实这种情况都是因为瞳孔散大伴随而来的常见不适症状，是完全可逆的。随着时间的推移，散瞳药会慢慢失去作用，孩子瞳孔完全可以恢复到正常状态，对身体也没有任何的伤害。在做完验光检查后，家长们只需要耐心等待，并且在瞳孔尚未恢复的这段时间，注意尽可能地让孩子少近距离阅读，外出时给孩子准备一个太阳镜，这样就可以很好地避免因散瞳而带来的视觉上的不适感。

此外，对于本身患有闭角型青光眼的患者，散瞳可能会诱发青光眼急性发作，因为散瞳会使房角进一步狭窄，阻碍房水的流出，导致眼压升高。但这种情况在正常人群中很少发生，并且在使用散瞳药之前，医生通常会进行眼压检查等相关评估来排除这种风险。部分孩子使用散瞳药剂量过大或者使用方式不当后可能会出现轻微的脸红、口干等药物副作用的表现，不过这些症状一般比较轻微，在药物代谢后会自行消失。因此，在散瞳验光之前，家长需要配合医生告知病史，并严格按照医生的医嘱使用散瞳药，这样就可以有效规避这些风险。

16. 近视了一定要长期戴眼镜吗?

如果在正规检测机构验光后确诊为真性近视，医生给予了配镜处方，验配后就需要长期佩戴眼镜。除了晚上睡觉的时候可以不用佩戴眼镜，其余的时间都应该佩戴。尤其是儿童和青少年真性近视患者，由于其眼睛还在发育阶段，为了能清晰地看到事物，获得良好的视觉刺激，避免近视度数快速增加，也建议长期佩戴眼镜。对于已经近视的儿童来说，如果长期不戴眼镜会引起诸多危害。

（1）近视会造成视物模糊，更容易加重眼睛疲劳，加速近视发展。

（2）长期不戴眼镜，可能会导致双眼的调节及集合功能紊乱，引发斜视等问题。

（3）许多近视儿童在视物不清时，会习惯性地眯眼、揉眼，这些行为可能会导致散光或者加重散光。

因此，如果孩子确诊为真性近视，需要及时并长期佩戴眼镜，以避免其他异常情况的出现。科学的矫正方法，如佩戴合适度数的眼镜，可以让孩子的眼睛在看东西时处于清晰的状态，避免因视物模糊而导致调节滞后或过度调节，从而使眼睛得到放松，在一定程度上缓解眼睛的疲劳，减缓近视的进展。但仍需要每隔 3～6 个月进行复查，根据度数增长的情况及时更换镜片。

17. 低度数可不可以暂时不戴眼镜？近视多少度必须戴眼镜？

很多家长认为孩子近视度数较低，看近物时不受影响，可以暂时不佩戴眼镜，这种观念是不科学的。首先我们了解下近视度数的分类。

按照睫状肌麻痹后测定的度数将近视分为低度近视、中度近视和高度近视三类。

（1）低度近视：近视度数在 50～300 度。

（2）中度近视：近视度数在 300～600 度。

（3）高度近视：近视度数超过 600 度。

对于近视的孩子，根据年龄和近视度数不同，矫正的原则可以参考如下标准。

（1）学龄前儿童：近视度数＜100 度，若无症状，可暂时观察；如果出现近视症状或者近视度数≥100 度，则需要及时进行科学矫正，且每 3～6 个月随访 1 次。

（2）学龄儿童：对于视力下降较敏感且有症状的儿童，任何度数的近视均需矫正；近视度数≥100 度，则需要及时进行科学矫正，且每 3 ～ 6 个月随访 1 次。

（3）根据临床专家经验与临床观察，已经发生近视的儿童，每年近视进展速度超过 50 度或眼轴每年增长 > 0.2 毫米，则需要采取有效的矫正和控制措施，避免发展为高度近视。

（4）如随访时发现本次验光度数较上次度数改变 ≥ 50 度，需要给予新的配镜处方；如果度数只改变 25 度，矫正后视力可明显提高者，也可给予新的配镜处方，重新换镜。

因此，对于患近视的孩子来说，要根据孩子的视物症状及验光的结果来判定是否需要及时戴眼镜，如果不及时戴眼镜，会使眼睛长时间处于视物不清的状态，加重眼睛的疲劳状态而导致近视度数增加。

18. 近视患者戴眼镜可不可以戴低一点度数或者戴高一点度数？

一般而言，眼镜度数配低、配高都不好，合适的眼镜度数才是最好的。无论是近视还是远视，佩戴眼镜的目的都是让患者获得更清晰的视物体验。如果验配的眼镜度数不足（欠矫），患者看远时视网膜成像模糊。为了代偿模糊的视觉信号，眼睛的调节系统（睫状肌）可能持续处于紧张状态，导致视疲劳。其次，长期欠矫可能通过"形觉剥夺"机制刺激眼轴增长，尤其在视觉发育期的儿童和青少年，可能加速近视进展，影响近视控制的效果。然而，佩戴度数过高的眼镜，可能会使睫状肌长期处于过度调节状态，导致睫状肌痉挛。长期如此，人眼的调节功能可能会下降，引起眼睛的变焦功能失常。此外，长期佩戴度数过高的眼镜可能导致视疲劳、头晕以及头痛等问题，严重时可能诱发斜视、弱视等眼部疾病。因此，长期戴高于实际度数的眼镜也会产生许多不良影响。

在某些特殊情况下，如初次配镜时，如果患者对全矫度数难以适应，医生可能会适当降低度数，让患者先适应戴眼镜的状态，然后再逐步调整到合适的度数。但这只是过渡阶段的一种做法，最终还是要佩戴与实际度数相符的眼镜。

因此，选择眼镜度数应该根据个体情况和医生的建议来决定。眼镜度数过低或过高都可能对视力矫正产生不良影响。在配眼镜前，建议患者到专业的眼科医疗机构进行全面的眼部检查和视力评估，由专业的眼科医生根据个人眼睛情况选择合适的矫正度数和矫正方法，以确定患者验配到最适合的戴镜度数，从而获得更加舒适的视觉体验。

19. 可不可以学习时才戴眼镜，户外活动时不戴呢？

眼镜不仅仅是在学习时使用，户外活动时也需要佩戴。首先，在户外活动时，很多近视患者看不清远处目标，会下意识眯着眼，因为利用针孔成像的原理，人在眯眼后看东西会更加清楚，但是经常眯眼会对眼睛造成不良后果，不仅会造成视觉疲劳，还会引起眼肌对眼球的压迫，导致近视度数进一步增长，所以在户外也建议佩戴眼镜。其次，近视后戴眼镜，除为了矫正屈光，能够清晰视物外，另一个重要作用就是让眼睛的调节和集合功能保持平衡，即使度数较低，看近看远时都应佩戴眼镜，以免调节和集合功能进一步失去平衡，久而久之对眼睛的健康造成影响。此外，随着科技的发展，科学防控近视的方法也越来越多，各类特殊设计的功能性镜片已经运用到临床中，许多循证证据也已证实这类功能性镜片能很好地控制近视的发展。因此，为了保证控制效果，仍然需要近视患者看近看远、室内及室外都严格佩戴眼镜。

20. 近视度数增长和眼睛变凸是长期戴眼镜引起的吗?

很多近视患者和家长都有这样一个误区：认为患近视后，戴眼镜会加深度数，也会让眼睛变凸。**从专业的角度来看，近视度数增长和眼睛变凸都不是长期戴眼镜引起的，而是孩子不良用眼习惯和不规范的配镜及戴镜引起的**。孩子处于生长发育阶段，屈光状态也会变化，戴眼镜的目的是缓解眼睛的疲劳，以减缓近视的进展速度。即便不戴眼镜，孩子近视的度数依然存在，而且还会因为未矫正而视物疲劳，加快近视的进展，所以度数的增加并不是戴眼镜导致的。

很多家长会觉得眼镜戴久了，孩子的眼睛就越来越凸了。其实真正导致眼睛变凸的主要原因是度数增长和眼轴变长，这并不是长期戴眼镜导致的。近视主要分为轴性近视和屈光性近视，其中大部分近视患者都是轴性近视。在轴性近视的情况下，随着患者近视度数的增加，眼轴也会随之慢慢变长。尤其是高度近视患者，眼轴增长更为明显，从外观上看眼球就会显得比较凸出。这是眼球自身发育异常或者长期用眼习惯不良等因素导致的眼轴变化，与是否长期戴眼镜没有直接关系。

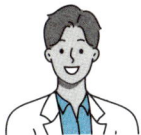

第二节 预防保健

1. 为什么孩子出生后就要规律地进行视功能检查?

　　孩子出生后规律地进行视功能检查并建立眼健康档案非常重要。0～6岁是视觉系统快速发育的关键时期。刚出生的新生儿仅有光感的视力,眼轴长度会从短逐渐变长,实现正视化过程。在孩子形成正常视力和双眼视觉功能的过程中,任何影响视觉发育的因素,如近视、高度远视、散光、斜视、弱视等都可能导致视觉功能发育异常。出生后规律检查可以及时发现异常,在视觉发育的关键期进行干预,效果会更好。

　　此外,出生后通过规律的视功能检查,还可以及时发现一些先天性眼部疾病,如先天性白内障、先天性青光眼、视网膜病变等。这些疾病如果不能早期发现和治疗,会对孩子的视力造成不可逆的损害,严重影响孩子视功能的发育,甚至还可能导致失明等严重情况的发生。

　　因此,定期给孩子做视力检查,是早期发现儿童视力异常最有效的手段。

2. 孩子多久做一次视力测试比较合适?

　　根据国家卫生健康委办公厅颁发的《0～6岁儿童眼保健及视力检查服务规范(试行)》,明确提出关于0～6岁儿童眼保健和视力检查规范,应做到早监测、早发现、早预警、早干预。0～6

岁儿童应完成 13 次眼保健和视力检查服务，其中新生儿期 2 次，分别在新生儿家庭访视和满月健康管理时；婴儿期 4 次，分别在 3、6、9、12 月龄时；1～3 岁幼儿期 4 次，分别在 18、24、30、36 月龄时；学龄前期 3 次，分别在 4、5、6 岁时。中小学生视力筛查频率为每学年不少于 2 次。如果检查发现孩子视力有异常或者有引起视功能受损的高危因素等，则根据专业医生的建议及时干预，并适当增加检查次数。

3. 孩子年龄小不会认视力表，还需要检测视力吗？

孩子年龄小不会认视力表，也需要规律检测视力。对于婴儿，可以采用一些客观的检查方法来评估视力。比如，观察瞳孔对光反射，这是一种简单的初步检查方法。用手电筒的光照射婴儿的眼睛，正常情况下，当光线照射婴儿眼睛时，瞳孔会立即缩小。如果婴儿瞳孔对光反射迟钝或者消失，可能存在眼部问题，如视神经病变或视网膜疾病等。此外，还可以观察婴儿的注视和追随能力，用颜色鲜艳的物体（如彩色小球）在婴儿眼前缓慢移动。一般来说，出生后 1～2 个月的婴儿应该能够注视物体，并且头部和眼睛会随着物体的移动而转动。这些检查可以初步判断婴儿的视力是否存在明显异常。如果婴儿不能很好地注视或者追随物体，可能存在视力障碍，家长应该引起高度重视，并立即到正规医疗机构排查婴儿眼睛问题。

稍大一些的幼儿，不会认视力表或者不配合检测视力，家长也不用着急。对于 3 岁以前的儿童，因认知水平有限，配合度较差，很难通过常规的视力表来检测视力。建议家长定期带孩子去正规的眼科医疗机构，由验光师根据孩子的年龄和认知能力来选择适合的视力检测方法。3 岁前的孩子，家长也可以选择儿童图形视力表进行检测（图 1-11），它是以儿童感兴趣的小动物、物品等的形状来代替 E 字视力表中的"E"字检测孩子的视力。大于 3 岁且能够清晰表达和正确认识"E"字形开口方向的孩子，可选择标准 E 字视力表检查（图 1-12），这样检查出来的视力会更准确。对于 E 字视力表检测不成功的孩子，可再选择儿童图形视力表或者使用儿童视力筛查仪来检测视力。

检查前，请家长预先教孩子识别以下物品：

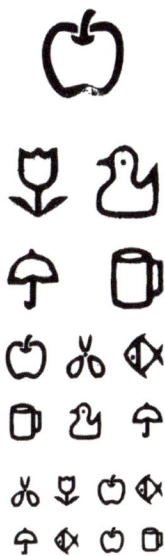

学会认视力表
请指出工作人员所指"E"的缺口方向

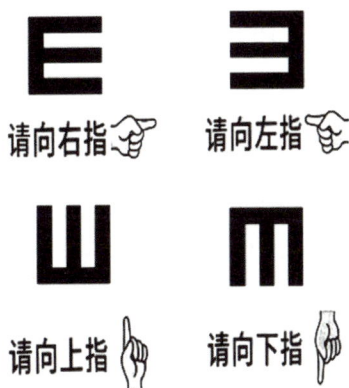

请向右指　请向左指
请向上指　请向下指

图1-11 儿童图形视力表　　图1-12 E字视力表

总之，孩子从出生后一直到成年，都建议家长带孩子定期检测视力。尤其是学龄前期，这段时期是孩子视力发育的关键阶段，很多眼部问题如弱视、斜视、先天性白内障等，如果能在早期发现，在黄金治疗期内进行干预，治疗效果会更好。所以定期检测视力是非常有必要的，有助于及时发现孩子潜在的视力问题。

4. 有效预防近视的方法是什么？

在青少年群体中，近视问题越来越严重，不仅会给学习、生活带来诸多不便，还可能对未来的职业选择产生影响。预防近视的有效方法有哪些呢？

（1）用眼习惯：①保持正确读写姿势。读书写字时，坐姿端正，做到"一拳一尺一寸"原则，即维持用眼的合理间距，让眼睛距书本、胸离桌沿、手指到笔尖都有合适距离，这样可以有效减轻眼睛的调节负担。②控制用眼时间。近距离用眼持续时间长应 < 45 分钟，也可遵循"20-20-20"原则。避免长时间、近距离用眼，防止眼睛疲劳。③严格控制孩子使用电子产品的时间。④不在行走、坐车或躺卧时阅读。家长和老师可以采取科学的手段监督并培养儿童、青少年良好的用眼习惯。

（2）环境因素：读写应在采光良好、照明充足的环境中进行，桌面的平均照度值不应低于 300 勒克斯（lux），并结合阅读的字体大小进行调整。不在光线过暗或过强的环境下看书写字，以避免眩光和视疲劳等。

（3）户外活动：户外活动时间与近视的发病率和进展程度呈负相关，是近视的一种重要保护因素。户外活动时可以促使视网膜分泌多巴胺，这种物质能有效预防近视。户外活动不局限于某些运动类型，关键是让孩子眼睛暴露在自然光线下。因此，提倡儿童在学龄前就开始增加户外活动时间，每天户外活动至少 2 小时。同时也呼吁学校多支持学生课间进行户外活动，提倡放学后和周末在家庭主导、家长或监护人参与下多带孩子到户外活动，从而达到每日户外活动推荐时间量。

（4）饮食和睡眠：均衡饮食，多吃富含维生素 A、维生素 C、维生素 E 和叶黄素的食物，如胡萝卜、蓝莓、菠菜、柑橘等，这些营养成分对眼睛健康有益。同时保证充足的睡眠，不同年龄段的孩子需要的睡眠时间不同，充足的睡眠有助于眼睛得到充分休息，对眼睛发育和预防近视很重要。

（5）眼保健操：眼保健操可以缓解眼睛的疲劳症状。临床研究表明，与不做眼保健操相比，做眼保健操可以减少调节滞后，改善主观视疲劳症状，从而有助于延缓近视的发生和发展。

5. 市面上有很多眼保健药品和仪器，这些可以预防近视吗？

市面上的眼保健药品和仪器对于预防近视的效果较为有限，部分可能有一定的辅助作用，但不能完全替代良好的用眼习惯和生活方式。以下谈谈眼保健药品和眼保健仪器。

（1）眼保健药品：眼睛的健康问题较为复杂，自行选择眼保健药品可能并不准确和安全。如果只是日常有视疲劳、眼干涩等轻微症状，建议咨询专业医生的意见，他们可以根据您的具体情况推荐合适的药品。比如，长期使用电子设备导致的视疲劳、眼干涩，医生多会建议使用人工泪液类滴眼液；如果有炎症等问题，可能需要使用抗感染的眼药水。

（2）眼保健仪器：市面上很多眼保健仪器主要是通过按摩、热敷等方式来缓解眼部疲劳。它可以促进眼部血液循环，缓解睫状肌的痉挛，对预防近视有一定的帮助。但是，如果已经出现了近视，单纯使用眼部按摩仪是无法矫正视力和控制近视进展的。

6. 多做眼保健操可以预防近视吗？

眼保健操对预防近视有一定的积极作用，但不能完全预防近视的发生。从原理上来说，眼保健操主要是通过按摩眼部周围的穴位，如睛明穴、攒竹穴、太阳穴等，来促进眼部的血液循环，缓解眼部肌肉的疲劳。当我们长时间近距离用眼后，眼睛的睫状肌会处于紧张收缩状态，就像一直拉紧的弹簧一样，容易引起调节能力下降，睫状肌痉挛。眼保健操能够使睫状肌得到放松，从而改善眼睛的调节功能。

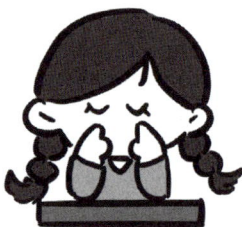

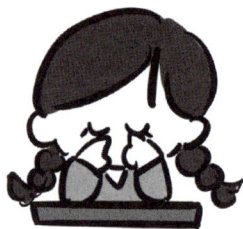

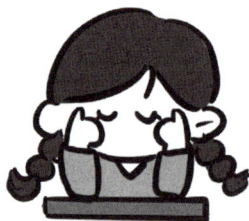

然而，近视的发生是由多种因素共同作用导致的。其中遗传因素起着重要作用，如果父母双方都是高度近视，孩子患近视的概率会明显增加。除此之外，用眼习惯、环境也是重要因素，如长时间近距离用眼、户外活动时间过少等，都容易使眼睛疲劳而出现近视。所以，仅靠眼保健操，并不能预防近视的发生。

7. 户外活动可以预防近视吗？室内活动可以吗？

户外活动对预防近视有显著效果。户外活动预防近视主要是因为户外的自然光照强度比室内光照强度高很多。在户外，充足的光照会刺激视网膜中多巴胺的释放，而多巴胺可以抑制眼轴的增长。此外，户外环境视野开阔，眼睛在看远处物体时，睫状肌处于放松状态，能减少眼睛的调节负担。研究表明，每天保证 2 小时以上的户外活动，能够有效降低近视的发生率。让孩子充分进行户外活动是预防近视重要且有效的措施。

户外可以做哪些活动呢？**鼓励远眺。远眺可以让孩子的眼睛充分放松，这样有助于拉伸睫状肌，减少眼睛的调节负担。还可以开展一些需要眼睛追踪物体运动的活动，如打羽毛球、乒乓球及踢足球等。**在这些活动过程中，孩子的眼睛需要时刻注视球的运动轨迹。球的位置不断变化，"远近高低各不同"，当眼睛追踪远距离的球时，睫状肌会自然地放松；而当追踪近距离的球时，睫状肌又会收缩。这样频繁地调节，可以使睫状肌得到有效的锻炼，使其收缩和放松的功能保持良好的状态，进而达到预防近视的发生和减缓近视的进展的作用。

但需要注意的是，虽然户外活动的自然光是预防近视的关键因素，但也要注意避免孩子直视太阳光等强光。强光可能会对孩子的眼睛造成伤害，如损伤视网膜上的感光细胞等。如果阳光很强烈，可以让孩子在树荫下活动，或者给孩子戴上有防紫外线功能的太阳镜。

室内活动对预防近视的作用相对有限，但也有一定的积极意义。室内的光照强度通常较弱，而且大部分人造光源不能像自然阳光那样有效地刺激视网膜分泌多巴胺。即使在室内进行体育活动，没有足够强度的光照，也很难起到预防近视的作用。不过，室内活动对于放松眼部肌肉、缓解视疲劳有一定帮助。例如，在室内进行眼保健操、简单的眼球运动等活动，可以暂时减轻眼睛的调节负担，但在预防近视的效果方面，远不如户外活动有效。

8. 长时间近距离用眼以后眼睛疲劳应该怎么办？

在当今数字化时代，长时间近距离用眼已成为许多人在日常工作和学习时的常态。这种用眼模式容易导致视觉疲劳，出现眼睛干涩、酸胀等不适症状。为了保护视力健康，我们可以通过多种方式来预防和缓解眼疲劳。

首先，热敷是一种简单有效的缓解方法。通过适度的热敷，可以促进眼部血液循环，帮助眼部肌肉放松。更重要的是，我们要建立科学的用眼节奏，实践"20-20-20"原则。这个简单的动作可以帮助眼球睫状肌得到适时放松，有效缓解视疲劳。

其次，适当进行眼保健操也是一种行之有效的方法。通过按摩眼周重要穴位，可以起到刺激神经、促进局部血液循环、放松眼部肌肉的作用，从而缓解疲劳症状。在进行眼保健操时要注意几个关键点：①保证手部清洁；②准确定位穴位；③掌握适当的按摩力度，以产生轻微酸胀感为宜，切忌力度过大。

在日常生活中，养成良好的用眼习惯尤为重要。读写时要让身体与桌面、书本保持科学适配的空间关系，眼睛与书本间距适中，胸部不紧贴桌沿，手指握笔位置合理，通过规范姿势减轻眼部调节负担。

此外，营造良好的用眼环境也很重要。要调节室内温度和湿度，保持适宜的环境。在用眼过程中要记得适当眨眼，让泪液充分润滑眼球表面。如果出现明显的眼干症状，可以使用人工泪液来缓解不适。但如果症状持续存在或加重，应及时到正规医疗机构进行专业的视力和屈光检查，及早发现和解决问题。

总的来说，预防和缓解长时间近距离用眼导致的视疲劳需要我们在日常生活中多管齐下，既要注意科学用眼，也要及时调节休息。通过养成健康的用眼习惯，采取适当的保健措施，我们能更好地保护眼睛健康。

9. 防控近视的照明需求是怎样的？

科学的照明对近视防控非常重要。良好的学习环境离不开合理的照明条件，不当的光照环境会对孩子的眼睛健康产生负面影响。

选择孩子的学习位置时，家长要把书桌安排在室内光线充足的区域，让孩子在白天能够最大限度地利用自然采光，但要避免阳光直接照射到书桌表面。夜间学习时，除了使用台灯外，还需要适当开启室内其他照明作为环境光源，这样可以减少局部明暗差异，让桌面的照明与周围环境光线更加协调。

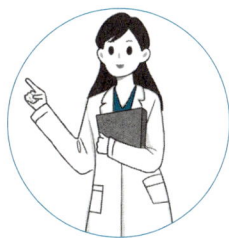

读写环境中，桌面的平均照度不应低于 300 勒克斯（lux），具体照明强度要根据工作类别和阅读的字体大小来调整，且应避免光线过暗或过亮，以减少眩光和视疲劳的发生。在使用台灯时，要选择配有灯罩的款式，并将其放置在孩子执笔手对侧的前方位置，

这样的布置既保证了照明效果，又避免了视觉干扰。**应尽量选择接近自然光的白光，避免使用频闪的照明灯具，尤其不要在昏暗或强光直射的条件下用眼，这些都会增加近视风险。**

学校和家庭应确保用眼环境采光良好，特别是课桌或书桌的光照适宜，以保护孩子的视力。如果使用台灯，光线应均匀柔和，避免直射眼睛。

10. 蓝光可以保护眼睛吗?

这是一个常见的误解。蓝光对眼健康的影响需要辩证看待。适量的蓝光（尤其是自然光中的蓝光）能够调节人体生理节律，促进褪黑激素分泌，对维持正常作息很重要；但过度接触高能蓝光，特别是长时间注视电子设备屏幕发出的人工蓝光，可能会导致视觉疲劳。

科学用眼的关键是合理控制使用电子产品的时间，避免长时间近距离观看；还要培养健康的用眼习惯，每隔一段时间让眼睛休息，多到户外活动，接触自然光。

有时候大家会调整手机显示为"护眼模式"，虽然手机的"护眼模式"可以通过降低屏幕色温和亮度，将显示调整为较为柔和的黄色调，减少蓝光辐射，让眼睛感觉没那么不适。但我们要明白，电子产品对视力的主要危害来自持续近距离注视屏幕导致的视疲劳。所以，即便开启了"护眼模式"，如果长时间使用手机，仍然无法起到保护视力的作用，更不能预防近视的产生。这就好比把强光调暗了一些，但长时间盯着看，眼睛依然会疲劳。

11. 孩子戴上眼镜就不需要规律复查了吗?

这种想法是错误的。近视儿童即使戴上眼镜,也需要至少每半年进行一次常规复查。

近视是一个动态发展的过程,定期检查可以及时了解近视发展情况,评估视力、屈光度变化,同时检查眼轴长度、角膜曲率和眼底等情况,这对于及时调整防控方案非常重要。如果度数增长较快,视光师可以向家长建议对孩子采取进一步的控制措施,以有效预防高度近视的发生。尤其是对于具有近视增长的危险因素(如近视度数增长较快、有高度近视家族史和用眼习惯不佳)的儿童,更应该加强随访和监测。

对于没有近视或还未到佩戴眼镜阶段的儿童、青少年来说,他们的眼睛健康需要家长的持续关注和及时干预。家长要特别留意孩子是否经常眯眼看东西,看书写字时频繁皱眉、歪头、揉眼睛,或者出现视物不清、看不清黑板等视力下降的症状。同时也要观察孩子看电视或使用电子产品时是否距离过近,读写时头部是否离书本太近,以及是否对光线特别敏感、容易出现视疲劳等情况。一旦发现这些预警信号,家长应当立即带孩子到正规医疗机构进行专业的视力检查,接受医生的诊断和指导。这个时期的视力问题如果得不到及时发现和纠正,可能会影响孩子一生的视觉发育。因此,不管是否佩戴眼镜,都需要定时监测视力进展,规律复查,按时随访。

12. 孩子过早接触电子产品是近视发生的重要因素吗?

是的。研究表明，使用电子产品不当可能会显著增加儿童近视的风险。这种风险主要来自三个方面：过早接触电子产品、使用时间过长，以及不科学的使用方式。

电子产品对儿童视力的影响机制主要体现在以下几个方面：①当儿童注视电子屏幕时，眼部调节系统承受着持续的调节负担，如果连续用眼时间超过 45 分钟，或者观看距离小于 33 厘米，很容易导致调节过度和痉挛。②研究发现，人们在使用电子产品时，眨眼频率会明显降低，这会导致泪液蒸发加快，引起眼睛干涩和疲劳。③沉迷电子产品会显著减少儿童的户外活动时间，而充足的户外活动和自然光照对预防近视具有不可替代的作用。

值得注意的是，近视的发生和发展不仅与电子产品使用的总时长有关，更与具体的使用方式密切相关。比如，同样是使用一小时电子产品，如果是不间断地持续使用，对视力的损害要比间隔使用更大。因此，科学合理地使用电子产品显得尤为重要。

基于这些研究发现，专家们对不同年龄段儿童使用电子产品提出了具体建议：**对于 3 岁以下的婴幼儿，应当尽可能避免接触电子产品，因为这个年龄段是视觉发育的关键期；对于学龄前儿童，也应该严格控制电子产品的使用频率和时长；对于学龄儿童和青少年，每天用于娱乐目的的视屏时间累计不应超过 1 小时，而且年龄越小的孩子，连续使用电子产品的时间就应该越短。**

同时，家长应该积极引导孩子参加户外活动，增加自然光照时间。研究表明，充足的户外活动不仅能促进维生素 D 的合成，还能通过调节多巴胺的分泌来影响眼轴的生长，从而有效预防近视的发生和发展。

总的来说，在预防近视方面，控制电子产品的使用和增加户外活动是相辅相成的两个关键因素。家长们需要建立科学的用眼观念，培养孩子良好的用眼习惯，让孩子在享受科技便利的同时，也能保护好自己的视力健康。

13. 使用电子产品时需要注意些什么？

使用电子产品时可以总结为需要注意"三个基本、四个合适"。

三个基本： 基本照明要充足（不低于 300 勒克斯）、基本姿势要正确（保持 33 厘米以上的距离）、基本时间要适度（不超过 45 分钟）。

四个合适： 合适的使用环境（不要在行走或躺卧时使用）、合适的屏幕亮度（避免过亮或过暗）、合适的休息时间（建议采用"20–20–20"原则）、合适的使用时段（不要在睡前使用）。

当孩子需要使用电子产品观看视频内容时，应该按照屏幕尺寸从大到小选择使用设备：首选投影仪，其次是电视机，再次是电脑显示器，然后是平板电脑，尽量避免使用手机观看。选择电子设备的基本标准是：屏幕尺寸要尽可能大，显示分辨率要尽可能高，同时要根据环境光线及时调节屏幕亮度。特别要注意的是，当室内光线不足时，一定要开启室内照明，切勿在昏暗的环境下观看电子屏幕，以免加重眼睛负担。

在使用电子产品时要保持正确的观看距离和姿势。看电视时，应该与屏幕保持至少 3 米的距离，或者确保观看距离是电视屏幕对角线长度的 6 倍以上。在使用电脑时，眼睛要与显示屏保持 50 厘米以上的距离，并且要注意调整视线和屏幕的相对位置，眼睛应该略微向下看，让电脑屏幕中心大约位于眼睛水平线下方 10 厘米的位置，这样的观看姿势可以有效预防眼睛出现干涩和疲劳等不适症状。

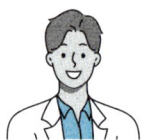

第三节　矫正方法

1. 控制近视度数增长的手段有哪些？

目前经过科学验证的近视控制策略可以概括为"光学 + 药物 + 环境"的综合干预模式。

在光学干预方面，包括特殊设计的框架眼镜、角膜塑形镜（即常说的 OK 镜）、离焦软镜；在一般接触镜适应证与非适应证的基础上，重点强调儿童需要在家长监护下配合治疗，规律随诊，预防感染。对于有较高屈光度等疑难病例，需由临床经验丰富的视光师酌情验配。

在药物干预方面，目前低浓度阿托品滴眼液是经过循证医学验证能够有效延缓近视进展的药物，与各种特殊设计的框架眼镜及接触镜联合应用能增强近视控制的效果。但需要强调，低浓度阿托品滴眼液需要在专业医生指导下规范使用，重点监测双眼视功能的变化，遵医嘱定期随访。

在行为干预方面，包括增加户外活动时间（每天至少 2 小时）、保持正确读写姿势、执行"20-20-20"用眼原则、规范用眼时间，以及确保充足照明、合理摆放课桌椅高度、保持适宜的读写距离等。

这些措施可以根据孩子的具体情况进行合理选择和组合使用，以达到更好的控制效果。每种手段的作用机制和适用对象不同，应结合儿童的近视进展速度、年龄、生活习惯等因素，由专业医生制定合适的综合干预方案。

2. 用光学手段防控近视的原理是什么？

用光学手段防控近视的原理目前大致可以概括为周边离焦理论、视网膜对比度理论、高阶像差理论等。当眼球注视远处物体时，中央视网膜上的图像清晰，而周边视网膜上会产生远视性离焦（图像落在视网膜的后方），这种离焦被认为是刺激眼轴增长的重要因素。特殊光学设计的框架眼镜和接触镜通过在周边视网膜形成近视性离焦（图像落在视网膜之前），来减缓眼轴增长，从而达到控制近视发展的目的。这也是目前特殊设计框架眼镜、特殊设计角膜接触镜等产品的基础设计原理。

在此基础上，科学家们在应用这些光学手段探索周边离焦理论的同时，发现高阶像差理论和视网膜对比度理论等，可能具有不同的作用途径和机制。但总的来说，基于这些理论研发并应用的近视防控光学手段，确实有助于延缓近视进展，可以应用于近视防控临床实践，但需在专业医生的指导下使用。这就像是给眼睛戴上了一个特殊的"防护罩"。

我们知道，大部分近视属于轴性近视，即近视眼的眼轴会随着近视度数的加深而不断延长，而这些光学手段可以通过不同的原理给眼球发出"停止生长"的信号。

目前主流的近视防控光学手段包括以下两种。

（1）框架眼镜：框架眼镜是目前公认的最简单、安全的矫正器具。单光眼镜（单焦镜）为临床常见框架眼镜的类型，近年来特殊光学设计的框架眼镜也成为临床可供选择的近视矫正措施，有临床研究已经证实这种特殊光学设计的框架眼镜对于延缓近视进展有一定的控制效果。但对于近视儿童，即便佩戴了这种特殊设计的框架眼镜，也应至少每半年进行一次复查。

（2）角膜接触镜：①多焦软镜可以在一定程度上延缓儿童近视进展。无自理能力的儿童若有需求必须在医师指导和家长细心护理下使用。②临床试验发现，长期佩戴 OK 镜可延缓青少年眼轴长度的进展。OK 镜是一种逆几何设计的硬性透气性接触镜，通过佩戴使角膜中央区域的弧度在一定范围内变平，从而暂时性降低一定量的近视度数，是一种可逆性非手术的物理矫形方法。

这些光学产品的共同目标都是减缓眼轴增长，但效果因人而异，选择时需要在专业医生指导下，根据个人情况（如年龄、近视程度、生活习惯等）来确定最适合的方案。

3. 如果孩子近视了，家长应该如何科学地选择矫正方法？

当家长发现孩子出现近视时，选择合适的矫正方法是一个需要慎重考虑的问题。科学合理的矫正方案不仅要确保孩子能看得清楚，更要注重控制近视的发展。

首先，规范的检查是选择矫正方案的基础。家长必须带孩子到正规医疗机构进行全面的视觉系统检查，这些检查包括：测量双眼视力、进行专业的医学验光以确定准确的屈光度、检测眼轴长度以了解眼球发育状况、进行角膜地形图检查评估角膜形态等。这些检查数据能为医生制定个性化矫正方案提供重要依据。

其次，在选择具体矫正方案时，需要综合考虑多个关键因素：①孩子的年龄特点。不同年龄阶段的孩子在视觉发育、自我管理能力等方面存在差异。②近视程度。轻、中、重度近视可能需要采取不同的矫正策略。③近视增长速度。这直接关系到是否需要采取更积极的防控措施。④孩子的配合程度。要考虑孩子能否按要求正确使用和维护矫正设备。⑤日常用眼习惯。不同的学习和生活方式可能需要不同的矫正方案。⑥家长的监护能力。某些矫正方式需要家长投入更多的时间和精力对其进行监督。

在专业视光师的指导下，可以根据具体情况选择适合的矫正方案。对于刚刚发现近视的儿童，通常建议先佩戴普通的单光框架眼镜。这种方案操作简单，风险较低，便于观察。在配镜后的 3 ～ 6 个月，要密切关注近视的发展速度。如果发现近视度数增长较快，就需要考虑采取更积极的防控措施，比如选择特殊设计的框架眼镜、佩戴角膜塑形镜，或者使用日戴型多焦点软性接触镜。在医生认为必要的情况下，还可以考虑配合使用低浓度阿托品滴眼液，通过药物来帮助控制近视发展。这些方案可以根据实际情况单独使用，也可以在医生指导下联合使用。

特别需要强调的是，对于已经发展为高度近视的儿童，防控工作显得更为重要。除了基本的视力矫正外，还需要重点关注眼轴的增长情况和眼底的健康状态。因为高度近视可能引发一系列并发症，如视网膜脱离、黄斑病变等，这些都可能对视功能造成不可逆的损害。因此，必须严格遵医嘱定期复查，做好预防和早期筛查工作。

无论选择哪种矫正方案，都要建立规范的复查制度，定期监测近视的发展情况，及时调整防控策略。同时，良好的用眼环境和习惯始终是防控近视的重要基础，需要家长和孩子共同努力坚持。

4. 特殊设计的框架眼镜可以控制近视度数增长吗?

是的，特殊设计的框架眼镜确实对延缓近视度数增长有一定效果。在近视防控领域，特殊设计的框架眼镜是一种重要的干预手段，通过创新的光学设计原理来帮助控制近视的发展。这类眼镜不同于传统的单光眼镜，具有独特的光学特性和作用机制。

从原理上来说，这类特殊设计的框架眼镜主要通过两种方式发挥作用：**一是在保证中心视力清晰的同时，在周边视网膜区域产生近视性离焦，即让进入眼睛的光线在周边视网膜前方成像；二是通过特殊的光学设计降低周边视网膜的对比度。这两种机制都有助于给大脑传递"减缓眼轴生长"的信号，从而达到控制近视发展的目的。**

临床研究数据显示，对于近视进展速度较快的儿童，使用特殊设计的框架眼镜确实比传统单光眼镜表现出更好的近视控制效果。这种效果主要体现在两个方面：一是能够减缓近视度数的增长速度，二是可以延缓眼轴的增长。这对于预防高度近视的发生具有重要意义。

不过，要充分发挥特殊设计框架眼镜的防控作用，需要注意以下三个关键点：一是产品的选择必须在专业视光师的指导下进行。因为不同品牌和类型的特殊设计框架眼镜可能采用不同的光学原理，其适用人群和使用要求也可能不同。视光师会根据孩子的具体情况，如年龄、近视程度、发展速度等，来推荐最适合的产品。二是，使用过程中需要制订规范的复查计划。定期进行视功能检查和评估非常重要，这样可以及时了解近视控制的效果，必要时进行调整。一般建议最初阶段每 3 个月复查一次，待效果稳定后可适当延长复查时间。三是，良好的用眼环境和习惯是保证防控效果的基础。即使佩戴了特殊设计的框架眼镜，如果用眼行为不规范，如长时间近距离用眼、户外活动时间不足、照明条件不合适等，都会影响近视防控的效果。因此，在使用这类眼镜的同时，一定要注意保持正确的读写姿势；保证充足的户外活动时间；注意用眼时间，做到劳逸结合，经常进行远眺放松；创造良好的照明环境，避免在光线不足的条件下用眼。

最后要强调的是，特殊设计的框架眼镜只是近视防控的方法之一，它的效果因人而异。有些孩子可能需要结合其他防控手段，如低浓度阿托品、角膜塑形镜等，才能达到更好的控制效果。因此，具体的防控方案应该根据专业医生的建议，结合孩子的个体特点来制定和调整。

5. 特殊设计的离焦软镜可以控制近视度数增长吗?

是的，特殊设计的离焦软镜确实可以在一定程度上延缓儿童、青少年近视的进展速度。这种镜片采用特殊的光学原理设计，在中央区域提供清晰视觉的同时，在周边区域产生近视性离焦效果，从而达到控制近视进展的目的。

然而，要安全有效地使用离焦软镜，需要注意以下几个关键环节。

（1）验配过程必须在专业视光师的指导下进行。在开始使用离焦软镜之前，需要进行全面的眼部检查，评估是否适合佩戴软性隐形眼镜。这包括检查眼表健康状况、评估泪液分泌情况、确认是否存在过敏史等。只有确认没有佩戴禁忌证，才能进入具体的验配环节。

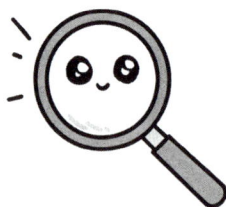

（2）使用过程中要严格遵循医嘱。这不仅包括遵守佩戴时间表，还要建立规范的镜片护理习惯。每天都要按照正确的步骤清洁和消毒镜片，定期更换护理液，保持镜片盒的清洁。同时，要保持良好的作息规律，确保充足的睡眠时间，这些都是影响离焦软镜效果的重要因素。

（3）定期复查是保证安全和效果的重要保障。建议每3个月进行一次常规检查，让医生评估近视控制的效果，检查眼睛健康状况，并根据实际情况及时调整防控方案。如果出现任何不适症状，如眼红、疼痛、有异物感等，都应立即就医处理。

（4）特别需要强调的是，使用离焦软镜并不意味着可以放松对用眼习惯的要求。相反，要获得更好的近视控制效果，必须保持科学的用眼习惯。这些基础性的防控措施与离焦软镜的有效使用是相辅相成的关系。

此外，家长在孩子使用离焦软镜期间扮演着重要的监督和指导角色。他们需要帮助孩子建立起规范的镜片护理流程，监督日常的使用情况，同时督促孩子保持良好的用眼习惯。只有家长和孩子共同努力，才能充分发挥离焦软镜的防控作用。

总的来说，离焦软镜是一种有效的近视防控手段，但其效果的发挥需要多方面的配合。通过规范验配、严格护理、定期复查，以及保持良好的用眼习惯，才能实现理想的近视控制效果。

6. 角膜塑形镜戴在眼睛上会发生什么变化?

角膜塑形镜是一种逆几何设计的硬性透气性接触镜，佩戴后会通过其特殊的镜片设计使角膜中央区域的弧度在一定范围内变平，从而暂时性降低一定量的近视度数。这种改变可能通过周边视网膜近视性离焦信号和高阶像差变化延缓近视进展。塑形效果通常在 6～8 小时后达到最佳状态，此时角膜表面形成了类似"梯度"的形态。这种变化是暂时的，摘镜后角膜会缓慢恢复原状，所以需要每晚规律佩戴。需要注意的是，整个塑形过程必须在专业医生监测下进行，以确保安全和效果。

7. 角膜塑形镜的佩戴有没有什么要求?

角膜塑形镜是一种夜间佩戴，用于延缓儿童、青少年近视进展速度的角膜接触镜。它的适应证有着严格的要求，不是每个孩子都适合佩戴。

适用要求：①在适应人群方面，佩戴者通常需要年满 8 岁，这个年龄段的孩子已经具备了一定的自我管理能力。②散光度数不宜超过 150 度，因为过高的散光可能会影响塑形效果。对于散光度数超过 150 度者，需有经验的视光师酌情考虑是否佩戴 OK 镜。③在决定使用角膜塑形镜之前，必须经过全面的眼科检查和专业的验配评估，确认没有佩戴禁忌证，才能进入个性化验配阶段。

在日常使用中，以下几个关键环节需要特别注意。

（1）卫生和护理要求严格。佩戴者必须养成良好的个人卫生习惯，尤其是手部清洁。对于未成年人来说，必须在家长的监护下进行操作。镜片的消毒和护理工作必须规范进行，护理液要定期更换，确保镜片使用卫生和安全。

（2）佩戴时间的把控很重要。通常应该在睡前佩戴镜片，而且要保证每晚有 7 ~ 8 小时的充足睡眠时间。不规律的作息可能会影响塑形效果，甚至带来不适。

（3）定期复查必不可少。在开始使用的阶段，需要每周或每月进行一次复查，待效果稳定后可以改为每 3 个月检查一次。医生会通过复查情况来评估角膜的健康状况和近视控制的效果。如果出现眼红、疼痛或异物感加重等不适症状，应立即就医处理，不能抱着侥幸心理继续使用。

（4）选择正规机构非常重要。角膜塑形镜的验配必须在获得认证的医疗机构进行，由具备专业资质的视光师负责评估、验配和调整工作。整个过程要严格遵循"三验三适"原则，即试戴、验配、复验三个验证环节，以及镜片、镜片盒、护理液三个适配要求，确保每个环节都符合规范。

总的来说，角膜塑形镜虽然是一种有效的近视控制方案，但其使用要求严格，需要佩戴者和家长都充分认识到规范使用的重要性。只有在专业医疗机构的指导下，严格遵医嘱使用，才能真正发挥其控制近视发展的作用，确保用眼安全。

8. 低浓度阿托品对控制近视进展有效吗？

是的，低浓度阿托品是目前经过循证医学验证能够有效延缓近视进展的药物。它的作用机制主要体现在两个方面：一是能够有效减缓近视度数的增长速度，二是可以延缓眼轴的延长。更值得注意的是，当低浓度阿托品与其他防控手段（如特殊设计的框架眼镜或接触镜）联合使用时，往往能够产生协同效应，进一步增强近视控制的效果。

在具体使用浓度方面，研究数据显示，0.01% ～ 0.05% 是一个较为理想的浓度范围。这个浓度范围既能确保良好的近视控制效果，又能最大程度地减少不良反应，提高患儿的依从性和耐受性。与高浓度阿托品相比，低浓度配方在安全性方面具有明显优势，不良反应发生率显著降低。

当然，使用低浓度阿托品滴眼液仍可能会出现一些临床表现，如瞳孔轻度放大、调节功能暂时改变等。但这些症状通常是轻微且可控的，而且随着用药时间的延长，患儿会逐渐产生适应性，症状会趋于稳定。为了应对这些可能出现的症状，建议在室外活动时戴遮阳帽或使用变色镜片，以减少强光对眼睛的刺激。

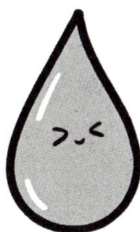

尽管低浓度阿托品具有良好的安全性和有效性，但它仍然是一种处方药物，必须在眼科医生和视光师的专业指导下使用。在使用过程中，需要建立规范的随访制度，定期进行眼科检查，包括视力、屈光度、眼压、瞳孔直径等指标的检测。医生会根据检查结果评估用药效果，监测是否出现不良反应，并适时调整治疗方案。

特别要强调的是，低浓度阿托品的使用需要较长的时间周期，通常需要持续数年。在这个过程中，除了规范用药外，还要注意保持正确的滴眼方法，确保药物使用准确；遵医嘱定期复查，不能随意改变用药方案；保持良好的用眼习惯，包括正确的读写姿势、适当的户外活动等；如果出现异常情况，要及时就医。

低浓度阿托品是一种安全有效的近视防控手段，但其使用必须建立在专业指导和规范管理的基础上。只有在眼科医生和视光师的监督下合理使用，同时配合科学的用眼习惯，才能获得理想的近视控制效果。

9. 低浓度阿托品的使用有什么要求吗?

低浓度阿托品的使用有严格要求。低浓度阿托品的使用必须严格遵循"四性"原则：规范性、个体性、持续性和安全性。

（1）使用前要进行详细的眼科检查，包括屈光度、眼压以及是否存在青光眼家族史等，确认适合才可使用。

（2）用药浓度和方案需要根据患儿的年龄、近视程度、发展速度等个性化制定，常用浓度为 0.01% ～ 0.05%，通常每晚睡前使用 1 次，每次 1 滴。使用前要洗净双手，避免污染药液。同时要注意储存条件（避光、恒温），每瓶滴眼液开封后使用不超过 1 个月，单只包装的药品仅限于一次性使用。同时在使用期间要严格遵循医嘱，不能随意调整用药频率或浓度。

（3）低浓度阿托品滴眼液的使用一般适用于 4 岁至青春期（一般为 14 ～ 17 岁）的近视儿童和青少年。对于 6 岁以下的儿童，需要更加严格地监控和随访。18 岁以后的青少年，如果近视仍在快速发展，也可以考虑在医生指导下继续使用。

（4）需要在具有医疗资质的医疗机构开具处方后购买使用。不可自行配制或使用来源不明的药物。要按照医嘱定期到医院进行复查，评估用药效果和可能发生的不良反应。用药期间可能会出现一些不良反应，如眼部刺激、看近物不清晰、畏光等。如果出现这些症状，要及时告知医生。同时在用药期间，还需要保持良好的用眼习惯，如减少近距离用眼时间、增加户外活动等。

（5）一般建议连续使用2～3年。如果近视控制效果良好（比如第2年近视度数几乎没有进展），特别是在13岁以上的青少年，可以考虑在医生指导下停药。停药后仍需要继续定期复查屈光状态，观察是否出现药物反跳（指突然停药或减量过快时原病复发或恶化）等情况。

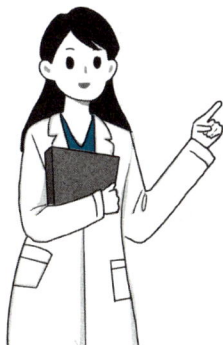

第二章 科学矫正

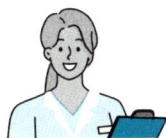

第一节 屈光手术术前常见问题

1. 散光能不能做屈光手术?

散光可以做,但是有条件。准分子激光原位角膜磨镶术(LASIK)、经上皮准分子激光屈光性角膜切削术(TransPRK)通过激光消融角膜组织,使角膜变得扁平,可以矫正 600 度以内的近视及散光。飞秒激光手术(简称飞秒)是通过爆破分离角膜基质组织,将切削的角膜基质制作成一个圆盘样的透镜,从切口中取出,可以矫正 500 度内的近视及散光。因为散光是影响角膜规则性和视觉质量的一个重要因素,所以术前务必要准确验光,且术前一年内的变化不能超过 50 度,手术安全性和准确性才能得到保证。

2. 眼睛红，能做屈光手术吗？

　　眼睛发红不一定是手术的禁忌，因此需要查明具体原因后确定是否能手术，比如以下三种常见情况。

　　（1）睡眠不好：患者经常熬夜，在检查或手术前一天因为紧张，睡眠质量差，眼睛出现局部充血，会表现为眼红，可以看到眼睛表面血管的扩张。如果在检查后能排除感染和眼睛结构的损伤，是可以手术的。

　　建议： 提前对手术的情况多了解，消除内心对手术的恐惧感，用好的心态迎接检查和手术；也可以在术前充分听取医务人员讲解。心态好了，睡眠改善了，眼红也就改善了。

　　（2）结膜下出血：有的人血管脆性较大，或者局部因为炎症或压迫，在结膜部分出现片状的出血，如果没有持续，且范围逐渐缩小，可以手术。

　　建议： 患者应做全身体检，排除心脑血管疾病。这种情况如果不是刚需，可以暂缓手术，因为术后可能造成出血面积变大，增加术后的不适感，但单纯结膜下出血是不影响视力的，无须过于担心。

　　（3）结膜炎：不适合手术，需要先进行治疗。

　　建议： 感染引起的急性结膜炎，发病持续时间为 1～2 周，患者应配合医生治疗后再行手术，以保证手术安全性。过敏引起的结膜炎，一般用药后很快能改善症状，待患者充血、水肿消除后可以进行手术。手术后如果有必要，应继续治疗遗留的眼干等问题。

3. 近视患者在哪些条件下会特别适合做屈光手术?

对于一些患者而言,屈光手术是为了摘掉眼镜或追求美观(主观需求),而对于另一些特殊情况下的患者而言,屈光手术还可以改善某些视功能的不足(客观条件需要)。这些患者主要包括以下6种情况。

● 双眼视差过大的患者

如果两只眼睛的屈光度差距较大(如大于 300 度)时,佩戴眼镜可能出现影像大小差异,导致视疲劳、眩晕、视物不能持久等症状。手术可以减少这种视差,改善双眼协同作用,增强立体视觉。

● 难以适应框架或隐形眼镜的患者

有些患者因角膜或眼睑形态的问题(如高度散光、角膜不规则)引起佩戴隐形眼镜的不适,或者主观对戴隐形眼镜有排斥心理。此类患者通过手术可以提升裸眼视力,避免佩戴眼镜的不适。

● 屈光参差性弱视患者

若儿童期未及时矫正,部分患者可能存在屈光参差性弱视,即一眼正常视力,另一眼近视,这类患者可通过屈光手术对弱视眼进行矫正,有助于双眼视觉协调,减轻视觉疲劳,利于弱视治疗。但值得注意的是,这个手术本身是不能治疗弱视的,只是治疗弱视的一种辅助手段。

● 因特殊职业或生活环境限制的患者

一些特殊职业(如军人、消防员、警察、飞行员)对裸眼视力有硬性要求，且可能在实际工作中不便佩戴眼镜，手术可以帮助符合这些职业需求。

这些患者的需求主要基于提升视功能和改善生活工作体验，而非简单的美观需求，是可以优先考虑屈光手术的。

4. 老花眼还能做屈光手术吗？

能，但是有讲究，毕竟"岁月不饶人"。老花眼（老视）是自然规律，"矫正远视力≠解决所有问题"。所以需要提前了解一下老花眼患者的屈光手术注意事项，轻松"get"（获得）适合自己的方式！

● "远看无碍，近看无奈"——看你的视力需求在哪

老花眼患者做完屈光手术后，远处的风景清清楚楚，可一低头，手机和书报就开始"离家出走"，怎么看都嫌胳膊短！屈光手术的主要功能是让患者看远处更清晰，术后远视力"嗖嗖"往上涨，但近距离的视力可能会"掉链子"。尤其是年龄稍大的朋友，术后更可能需要老花镜来拯救"伸长手臂也看不清字"的困境。所以，如果只是为了看远更清楚，手术妥妥的，可以选择；但要是想全面提升近视力和远视力，年龄稍大的朋友还需要再考虑考虑了。

● "一眼望远，一眼看近"——单眼矫正法

对于老花眼的朋友，还有一个前卫的选择：单眼矫正。这就像给左眼配了"望远镜"，给右眼装了"显微镜"。在手术中，医生通常会和患者商量将一只眼睛度数全部矫正，另一只眼睛预留一些近视的度数。这种手术做完，就是一只眼睛视力好、另一只眼睛还

是低度近视的情况。这种情况在日常生活中，不戴老花镜也能勉强应付。缺点是，大脑要适应这种新体验，刚开始可能有点头晕，但适应了就会好很多。不过这"左右互搏"的方案也不适合所有人，关键还是看患者对单眼视力的适应度，而且这种方法预留度数有限，只能维持 3～5 年。

● **"40+ 的必修课，小心白内障"——术前检查很关键**

40 岁以后，老花眼可能只是个"开场白"，像白内障、角膜条件变差、眼底问题等都可能悄悄出现。术前检查就是一场"排雷"，确保眼睛状况可以，才能放心地手术。如果有问题，就要调整计划另寻办法。术前检查的重要性，绝对不容小觑！

● **"远近都行的'黑科技'"——多焦点晶体植入术**

如果老花眼严重，还伴有高度近视或者白内障，眼科也还有其他的"黑科技"可供选择，比如多焦点晶体植入。它就像给眼睛换了个"变焦镜头"，远处风景清晰，近处文字也能"纤毫毕现"。不过这种方案适合更复杂的情况，同时也要提前确认自己的眼睛条件是否匹配。

所以，老花眼也可以做屈光手术，但得根据自己的需求和眼部条件来量身定制，不可"一刀切"地去说可做与不可做。目前国际上也有了利用飞秒激光和准分子激光进行老花眼矫正的特殊设计方案，新一代眼内屈光晶体也加入了老花眼矫正的设置，相信这些新的老花眼矫正方法也会很快在国内推广。合理预期、全面检查，才能对视力改善收获"真香"体验！

5. 多少岁可以做屈光手术?

这个问题几乎是屈光手术界的"年度常青话题"！不过别急，我们一步步来解答。

屈光手术，18岁是门槛。为什么是18岁？因为眼球到这时基本定型，度数不再像青春期那样猛蹿。如果还没成年，度数可能还在继续上涨，手术完过两年又涨度数，那可就"白忙活"了。

但18岁不是绝对年龄，有的人一到18岁就立刻跑去做手术，也可能被拒之门外。一般度数要连续两年稳定（每年浮动不超过50度），才适合安排手术。只有度数稳定了，才能期待手术的一劳永逸，不然"返厂维护"的问题就会成为困扰了。

虽然50岁后，眼睛可能开始出现老花眼、白内障等"岁月特征"，但这并不是绝对的上限。50岁以上的朋友，如果眼睛条件可以，没有较早出现白内障等"岁月的标签"，还可以根据眼部状况和医生建议选择手术的。

总结一下就是：18～50岁的患者可以优先考虑屈光手术，而18岁的患者还得加个"度数稳定"的前提。年轻的别着急，年长的别灰心，术前检查、合理预期，咱们一起重回"高清模式"！

6. 屈光手术可以做到多大年龄?

这个问题就像问"运动能坚持到多大岁数"一样，答案是——只要身体允许，年龄不是事儿！

目前，专家共识推荐的屈光手术的适宜年龄为 18 ～ 50 岁，一般来说，50 岁之前都是屈光手术的黄金时间，眼睛的状态还比较年轻。只要角膜厚度够，且无严重干眼症、青光眼等手术禁忌证，通常可以安排手术。

50 岁并不是"手术禁区"，只是眼睛可能逐渐出现"岁月痕迹"——老花眼、白内障、干眼……这些"岁月小插曲"会对手术效果产生影响。但如果你的眼睛状态在线，各项指标过关，医生可能会大方点头："可以安排！"现在已经有了专门的老花眼矫正程序，来解决"没有白内障的超龄近视"的矫正问题，让这类患者可以在看远的同时兼顾看近。年长的朋友如果想"重返高清"，可能还会有其他选择，比如多焦点人工晶体植入术，这个方法不仅能解决近视，还能顺便解决白内障和老花眼，一箭双雕！

7. 有哪些情况是不适合做屈光手术的？

不是人人都适合做屈光手术的，所以当患者问我们"我现在是 ×× 度数，能不能做手术"的时候，往往都得不到答案。当全身或者局部有以下问题时，有些患者可能要跟"摘镜自由"说再见了。

● "度数不稳，手术难稳"

如果你的近视度数还在"飞速增长"，建议稳住，别急着手术。一般要求至少两年内度数稳定（每年浮动不超过 50 度），才能手术。毕竟，今年做完手术，明年度数又"狂飙"，那就等于白忙活一场。

● **"角膜偏薄，手术难说"**

屈光手术涉及角膜切削，如果角膜厚度不够，切削后容易出现角膜问题。所以角膜薄的朋友们，要听医生的建议，进行进一步检查，看看能不能考虑眼内晶体植入的矫正方法，别强行摘镜哦，安全更重要！

● **"干眼星人，需多权衡"**

屈光手术会加重干眼症状，尤其是本身已经眼睛"沙漠化"的患者，做完手术可能会更加"干渴"。所以严重干眼患者需要谨慎考虑！

● **"眼部有患，手术难办"**

如果有眼部疾病，比如青光眼、白内障、视网膜病变等，都不太适合手术。眼睛本身就有问题，再来"折腾"一次，可能会得不偿失。建议与专科医生商量其他有效解决方案。

● **"孕期哺乳，先缓一步"**

处于孕期和哺乳期的朋友身体激素水平波动较大，可能影响视力的稳定，恢复情况也不如平常。等生完宝宝、断奶后，身体恢复稳定了，再来摘镜也不迟。

● **"免疫紊乱、瘢痕隐患，手术不荐"**

免疫系统疾病（比如系统性红斑狼疮等）可能让眼睛恢复变慢，而瘢痕体质者则更可能发生角膜愈合不良，这些情况都会影响手术后的愈合效果。

屈光手术需要患者在整个围手术期积极配合，同时心理状态稳定对恢复也非常重要。如果患者当前存在情绪波动或压力较大的情况，可能会影响术后体验。我们更希望您在身心舒适的状态下接受手术，这样效果会更理想。

简单总结就是：度数稳定、眼部健康、身体没特殊情况的朋友可以考虑屈光手术。但有上述提到情况的患者就要三思了。"高清视界"虽好，安全第一！

8. 高度近视能做屈光手术吗？做了手术就会恢复正常吗？

高度近视的人越来越多了！这是近几年屈光手术中心工作人员的普遍感受。这几年学生学习都太拼了，成绩直线上升的同时，度数也跟着上涨。学生们倒是都不着急，有的心里早就打好了算盘——考上大学就去做激光手术，把近视这只"小妖怪"彻底消灭！但要注意，度数太高的话，激光手术可能就不适用了，而且高度近视还容易带来眼底健康问题。所以，护眼不能等，早预防比事后补救更靠谱！

高度近视可能伴随的眼底问题有哪些呢？视网膜裂孔、黄斑劈裂、视网膜变性、视网膜脱离等，都是可能出现的问题。屈光手术中心最常见到的就是裂孔和变性，也有一些患者在来院之前就已出现了没有自觉症状的小范围视网膜脱离。这些患者都被安排去做了激光治疗或转诊到了眼底病专科，因为再进一步发展可能出现严重的视网膜脱离。

什么是视网膜脱离？你可以把视网膜想象成投影仪投射画面的幕布，专门负责接收和呈现光线形成的画面。如果这块幕布出现松动、起皱或部分脱落，画面就会变得模糊、扭曲，甚至完全看不清。同理，视网膜脱离指的就是眼睛里的"幕布"出现了问题，导致光线无法正确聚焦，影响视力。这种情况通常需要及时通过手术来"拉平"和"固定"幕布，恢复正常的视觉效果。所以，为了保证患者安全性和术后获得良好视力，术前的眼底检查很重要。但是，不代表有视网膜疾病就一定不能做屈光手术，很多做了激光治疗一个月后很稳定的患者，各项指标都很理想的，还是可以回来重新安排手术的。还好，屈光手术虽然不能改善术前的眼底状况，但也不会加重原有的情况。

很多近视患者还有一个误区，认为屈光手术能治好眼睛。其实没那么简单！屈光手术改变的只是屈光状态，简单来说，就像是在角膜表面打磨出一副隐形眼镜，或者在眼内植入一副微型眼镜，帮助眼睛准确对焦。但手术并不会改变眼球的大小、眼轴长度、视网膜状况以及未来可能的发展趋势。说白了，这更像是一场让你摘掉眼镜的"视觉美容手术"，而不能彻底解决近视带来的所有问题。尤其是高度近视患者，更需要注意视网膜脱离、青光眼等潜在风险，这些隐患依然存在，不会因为手术而消失。手术减少的，是戴眼镜才能看清的烦恼；但该注意的眼部健康问题，一样不能忽视！

9. 屈光手术能用医保报销吗?

不可以。医保是老百姓治病救命的"防护盾"，主要用于治疗疾病和改善健康状况，而屈光手术——无论是激光、飞秒，还是晶体植入手术，均属于"改善外貌""提升生活质量"的范畴，而不是治病救命。简单说，这就相当于一项医学美容（简称医美）手术，而医美手术医保是不给报销的。

但换个角度看，屈光手术算是一次性投入，如果眼睛状况合适，为了术后不再戴镜的轻松和便利还是值得的。

10. 屈光手术可以带来什么好处?

屈光手术，能带来的不仅是视觉的清晰，也是一种生活方式的升级。它到底有哪些"神助攻"？一起来看看。

● "摆脱束缚，告别'镜框人生'"

从此告别眼镜的束缚。无论是下雨天眼镜起雾、厨房蒸汽遮挡视线，还是运动时眼镜滑落的不便都不复存在，告别眼镜后的日子每天都轻松从容，畅享自由视界。

● 颜值提升，自信力满格

摘掉眼镜后，五官更立体，气质直线飙升！无论是职场沟通还是生活社交，"眼神杀"更有魅力，自信心也会随之增加。

● 职业选择更广，梦想触手可及

想应征入伍，成为一名军人，或是想当飞行员、警察，甚至电竞职业选手？屈光手术确实有扫清"视力门槛"的作用，让年轻人的人生规划更多元。

● 长期划算，眼镜开销清零

虽然一次性支付了较高的手术费用，但从此告别配镜、换镜和护理液的循环消费，轻松实现"隐形存款"，也不失为一个经济的选择。

● 健康保障，安全放心

现代激光技术精准、高效；术前评估确保眼部条件符合手术要求后，再实施手术计划，安全又有效。

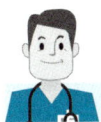

小贴士：

屈光手术并非适合所有人，专业的术前评估非常关键。选择正规医院和专业医生，为眼睛开启一场高质量的"脱镜旅行"！让你的生活从此更清晰、更自由！

11. 屈光手术可能带来什么烦恼？

尽管屈光手术能帮助你摆脱眼镜，但它也可能带来一些烦恼。

以下是术后可能出现的几种情况，了解这些能帮你更理性地作出选择。

（1）短期的不适：手术后可能会出现短暂的眼部干涩、异物感或轻微酸胀，这是眼睛在适应新环境的正常反应，通常在几天或几周内会逐渐缓解。

（2）夜间眩光和光晕：一些患者术后夜间视力可能受影响，比如出现眩光或光晕现象，尤其在开车时感受较明显。随着时间的推移，大多数人会逐渐适应或改善。

（3）干眼症状：激光手术可能对泪膜稳定性产生短期影响，导致术后眼干问题。通过使用人工泪液或其他干预手段，大部分患者可以有效缓解。

（4）视力波动和清晰度下降：术后初期视力可能有轻微波动，比如看近处或远处物体有时清晰，有时模糊，特别是早期看近会出现困难，且有易疲劳的情况。这种情况通常在几周到几个月内通过训练逐渐恢复稳定

（5）不良反应：虽然现代手术技术非常成熟，但极少数患者可能出现角膜感染、视力回退、矫正不足或矫正过度等问题。术前选择专业医院和医生至关重要。

（6）心理预期落差：如果对术后效果期待过高（如追求"超高视力"），可能会感到失望。手术能矫正大多数近视，但仍需保持合理预期。

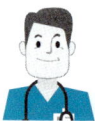

小贴士：

了解手术风险，提前做好术前检查，选择适合自己的矫正方案，并遵从医嘱进行术后护理，这些措施能最大程度降低风险，帮助你轻松享受清晰视界！

12. 为什么我想做屈光手术，检查之前就被拒绝了?

如果在屈光手术的检查之前就被拒绝了，原因一定是为了患者的眼睛安全。一般情况下，除了年龄不符合标准、度数增长快、角膜厚度不合格、明显的眼底疾病、严重干眼和免疫性疾病这些在检查后可能发现的问题外，提前"挡驾"可能的原因还有一种，就是心理疾患，包括抑郁症、焦虑症、强迫症、精神分裂症等，这是在专家共识里面被列为屈光手术禁忌的情况。

屈光手术虽然耗时很短，但仍然需要患者有稳定的心理状态。因为手术后眼睛需要时间适应新视力。如果在手术后的康复期，患者因为焦虑而不断想着"我的眼睛问题会不会复发?""我现在这种眩光正常吗?""为什么手术完了以后还看不清楚?""我的手术到底成功了没有?""刚才忽然有点模糊，是不是我的眼睛出问题了?"术前反复询问无法平复心情、术中过度紧张无法配合、术后反复怀疑视觉效果，这些情况会让患者陷入焦虑和惶恐。即使医生再三确认没问题，患者也依然不放心。这种心理压力不仅会降低患者术后满意度，还可能让生活变得更困扰。因此，这部分患者往往在进行术前基础检查之前就被拒绝了，以避免进一步增加患者的精神负担。

我们建议，如果有这些心理障碍的患者，最好先咨询相关专业医生，辅助相应治疗。要相信，保持心情愉悦，眼睛才能明亮如新!

13. 做屈光手术前可以戴隐形眼镜吗?

术前一般不建议佩戴隐形眼镜,尤其在手术前一段时间内需要停戴。因为隐形眼镜可能会对角膜形态和健康产生一定的影响。软性隐形眼镜需停戴 1 周,硬性透氧性角膜接触镜(RGP)需停戴 1 个月,OK 镜需停戴 3 个月。

为什么停戴隐形眼镜很重要?

(1)术前检查的准确性:隐形眼镜可能引起角膜形态变化,导致手术方案设计不精准,影响术后效果。有的年轻人因戴了太久隐形眼镜,在术前检查的时候被告知角膜条件不够好,所以也需要及时说明隐形眼镜佩戴史和脱镜时间,以免影响医生对手术指征的判断。

(2)角膜健康保障:隐形眼镜的长期佩戴可能引发轻微炎症或缺氧,停戴能给角膜充分恢复的时间,减少术中发生并发症的风险。

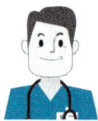

术前小贴士:

◆ 在手术准备阶段换回框架眼镜,保护角膜,必要时增加人工泪液的使用。

◆ 与医生详细沟通自己的佩戴隐形眼镜习惯,让医生提供个性化的术前准备方案。确保停戴隐形眼镜的时间充足,是手术成功的重要一步!

14. 术前检查前,要停戴隐形眼镜多长时间?

屈光手术能不能做,要看全面的眼睛检查数据。数据才是硬道理！有的患者在网络咨询中，认为只需要告知医生眼镜度数，再等候医生"掐指一算"，就可以被告知是否能做屈光手术。这是不可行的！医生需要看到详细的检查报告后，才能给予合理的建议。

关于术前检查，我们遇到的一个很常见问题是"检查前要停戴隐形眼镜多长时间"，不同类型隐形眼镜停止佩戴的时长如下。

● **软性隐形眼镜**

（1）停戴时间：术前至少 1 周。

（2）原因：虽然软性隐形眼镜对角膜形态影响较小，但长时间佩戴仍可能导致轻微角膜水肿或弧度改变。

● **硬性隐形眼镜（RGP）**

（1）停戴时间：术前至少 4 周。

（2）原因：RGP 会显著影响角膜弧度，需停止佩戴较长时间来恢复角膜自然状态，以确保术前数据精准。

● **角膜塑形镜（OK 镜）**

（1）停戴时间：术前至少 12 周。

（2）原因：OK 镜通过改变角膜形态矫正视力，需停戴更长时间来恢复角膜的原始形态。

注意：

通常所说的硬镜不是框架眼镜，而是在材质上、性能上区别于软镜的另一种隐形眼镜，上述 RGP 和 OK 镜都属于硬镜，需要在医院验配。

如果检查前停戴时间不够，角膜形态可能受到影响，检查数据不准确，手术效果就很难估计。所以术前停戴足够时长的隐形眼镜，再到医院做检查，可以节省很多时间。

另外，框架眼镜不会影响检查结果，随时都可以去做检查。

15. 屈光手术前需要做什么准备？

在屈光手术前，近视患者需要做一些准备工作，以确保手术的顺利进行和术后的良好效果。以下是详细的术前准备事项。

● **停戴隐形眼镜**

隐形眼镜会对角膜形态和厚度产生影响，因此在屈光手术检查前，需要提前停戴隐形眼镜，以便角膜恢复自然状态。具体停戴时间如前所述。

● **完成全面眼科检查**

术前全面的眼科检查对于判断患者是否适合进行屈光手术非常重要，常规检查包括以下几项。

（1）视力检查：评估当前的裸眼视力和矫正视力，为制定手术方案提供基础数据。

（2）角膜地形图检查：测量角膜的厚度和形态，判断角膜是否符合手术要求，并排除异常角膜状况。

（3）角膜厚度测量：确定角膜的厚度，确保手术时激光的切削量不会超出安全范围，以降低术后并发症风险。

（4）眼压检查：排除眼压异常的情况，排除青光眼的可能，保障手术安全。

（5）眼底检查：了解眼底是否有病变，特别是高度近视患者，需要排除视网膜脱离或裂孔等潜在风险。

另外，要做眼内晶体植入手术的话，还需要补充其他特殊检查，以确认眼球内部空间足以植入晶体。

● **了解手术过程和风险**

在术前，建议大家提前了解手术流程，充分理解术后可能达到的疗效以及相关的风险，比如术后干眼、视力波动、夜间眩光等。充分了解这些信息后，做好心理准备，可减少术前、术中、术后的焦虑和恐惧情绪；也能更好地与医生进行术中的配合，减少因配合不当产生的风险。

● **调整健康状况**

（1）确保不存在感染等情况：术前应确保没有感染、凝血功能异常等情况，如有异常应推迟手术。

（2）女性患者注意事项：女性在妊娠期和哺乳期不宜进行手术，应避开这些特殊时期。

（3）避免使用某些药物：术前需要向医生说明目前服用的药物，避免使用可能影响角膜状态的药物（如激素类药物）。

● **保持良好的生活作息**

（1）术前休息充足：保持充足的睡眠，避免熬夜和过度疲劳，以便术时身体和眼睛处于最佳状态。

（2）避免饮酒：术前避免饮酒，保持身体状态平稳。

● **术前清洁和准备**

（1）不化妆：手术当天避免使用任何眼部化妆品，如假睫毛、眼影、睫毛膏等，以免影响手术区域的无菌状态。

（2）洗脸清洁：术前应彻底清洁面部，确保眼部无残留物。

（3）穿着舒适并宽松的衣服：避免穿连帽衫和领口紧的衣服，以免术时不适，并便于医生操作；还需避免穿短裙、紧身衣（裤）等不便于体位改变的衣物。

（4）手机处于关机或静音状态：以免术中转移医生或患者的注意力。

● **心理准备**

手术当天保持放松状态，不要过度紧张。可以在术前与医生沟通手术过程中的注意事项，了解自己可能会感觉到的情况，从而缓解紧张情绪。手术过程通常是无痛的，局部麻醉滴眼液会起到良好的效果。

● **安排陪同**

屈光手术时间较短、术中痛苦也较少。但术后会有短暂的视力模糊，如果术前安排好家人或朋友陪同前往手术地点，会更有利于确保患者术后安全返回。

因此，屈光手术前的准备对于手术的成功至关重要。通过以上事项，患者可以更好地为手术做准备，从而最大限度地保证手术的效果，以获得理想的视觉质量。

16. 屈光手术前眼睛干怎么办？

屈光手术前，会对角膜情况进行严格的检查，同时有可能进行干眼筛查，如果发现患者有眼睛特别干的情况，医生会给予相关治疗，治疗一段时间后如果情况改善，才可以手术。大家会有疑问，为什么眼睛干的时候，角膜会有表现？因为角膜表面有一层我们看不见的液体，叫作泪膜，泪膜由三层构成，其成分由外及里分别是油脂、水和黏蛋白（图2-1）。油脂可以保持水分的稳定，减少挥发；水可以保持眼睛表面湿润；黏蛋白则可以使水稳定贴附在角膜表面的微绒毛。如果眼睛太干，视力就会受影响。但是，术前眼干并不是少见情况，而是很多近视患者的常见问题，不用过于担心。以下几点可以帮助患者缓解眼干，为手术做好充分准备。

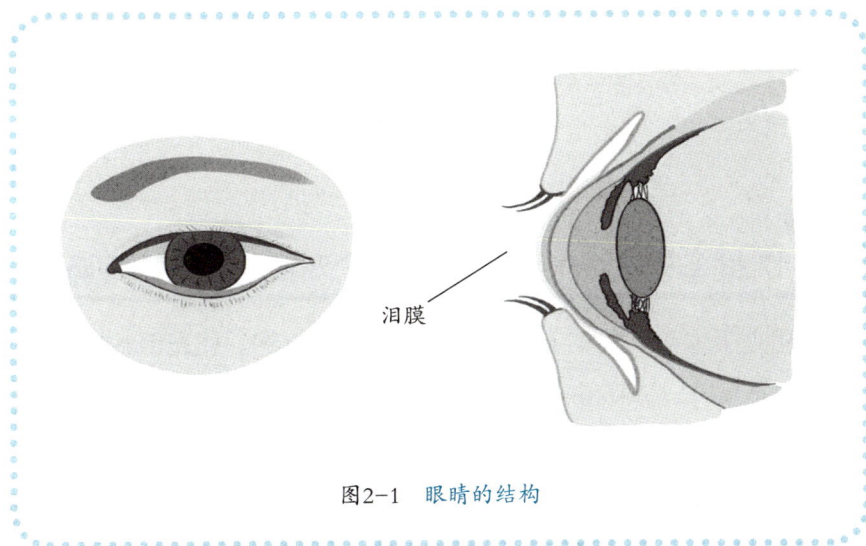

图2-1　眼睛的结构

（1）遵医嘱用人工泪液：在医生指导下使用不含防腐剂的人工泪液滋润眼睛，缓解干涩感。同时避免过度使用，以免眼睛依赖。必要时医生会增加其他具有修复或抗炎作用的药物，可以按照干眼患者的治疗方案到医院定期复查。

（2）科学用眼：避免长时间盯屏幕，遵循"20-20-20"原则，让眼睛得到充分休息。

（3）避免佩戴隐形眼镜：隐形眼镜可能加重干眼症状，术前一段时间应改戴框架眼镜，并遵从医生要求的停戴时间。

（4）多吃护眼食物：增加富含维生素 A、维生素 C、维生素 E 和 ω-3 脂肪酸的食物，如胡萝卜、坚果和鱼类，有助于改善眼部健康和泪液质量。

（5）提高环境湿度：使用加湿器增加空气湿度，尤其在秋冬季节或空调房内，应减少干燥环境对眼睛的刺激；也可以局部使用湿房镜等进行物理保湿。

（6）做好术前检查和沟通：医生会通过详细检查评估干眼情况，如果症状较重，会建议先对其进行治疗并延迟手术以保证效果。

17. 准备去做屈光手术，还想做个双眼皮，先做哪项呢?

屈光手术和双眼皮手术先做哪项都是可以的。屈光手术是在角膜上进行操作，双眼皮手术操作部位是在眼睑上，所以两种手术只要时间错开，是不会相互影响的。通常做完一项手术之后，需间隔一段时间再做另一项手术。中间需要有间隔时间的原因是：屈光手术需要精准评估眼部条件，包括角膜厚度和整体眼部健康状态。一方面，双眼皮手术会暂时引起眼睑水肿或轻微炎症，可能干扰屈光手术的术前评估；另一方面，屈光手术后需要避免揉眼，而双眼皮术后眼睑肿胀和伤口护理容易让人不自觉触碰眼睛，可能影响恢复或增加感染风险，所以双眼皮手术后需要至少3个月再做屈光手术。同样地，屈光手术后也需要等一段时间才能做双眼皮手术，一方面是减少双重手术引起的不适感，另一方面也是为了防止眼皮上的手术操作再次对角膜造成损伤，或诱发角膜感染的风险。建议屈光手术后，待眼部状态恢复稳定（3～6个月），再考虑进行双眼皮手术。

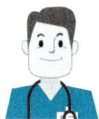

特别提醒

无论先做哪种手术，都需要找专业机构，确保术前评估、手术安全和术后护理的科学性。术前与医生充分沟通，根据个人眼部条件和需求选择最佳方案。

18. 屈光手术的方式目前有哪些?

　　屈光手术已经成为许多近视患者改善视力的选择,在手术之前,很多人会面临"只知道需求,却不知道自己有哪些选择"的问题。那么,目前有哪些常见的屈光手术方式呢?我们来一起了解一下。

● **激光应用于角膜的屈光手术**

　　激光类手术是利用激光重新塑造角膜,让光线更好地聚焦在视网膜上,从而达到矫正近视的目的。目前有准分子激光和飞秒激光应用于角膜的屈光手术。

　　(1)准分子激光原位角膜磨镶术(LASIK):这是大家比较熟悉的一种屈光手术,30年前就兴起了,也是目前在近视矫正手术中持续时间最长的手术。医生会先在角膜上切开一个"小盖子"(称为角膜瓣),然后用激光对角膜基质进行切削,最后把角膜瓣复位。这种手术见效快,没有明显疼痛,通常术后1～2天视力就能大幅提升(图2-2)。

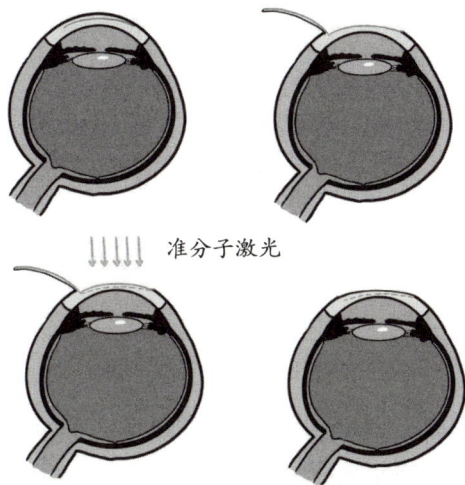

准分子激光

图2-2　LASIK手术流程图示

（2）准分子激光上皮下角膜磨镶术（LASEK）：这项手术存在于 LASIK 的同时期，它和 LASIK 的原理相似，但不同之处在于 LASEK 不切开角膜瓣，而是用酒精把角膜表面的上皮细胞层（角膜上皮）剥离，再进行激光切削，术后等待角膜上皮层进行自我修复。这种手术适合角膜较薄或不适合做 LASIK 的患者。但术后会有 2～3 天出现疼痛、畏光、流泪症状，手术以后需要包扎或佩戴绷带镜 3 天才能正常用眼，术后 3 个月内需要做好防晒。患者角膜在手术之后仍然是一体的结构，没有角膜瓣，也就不存在角膜瓣相关的风险（如角膜瓣移位、褶皱等）（图 2-3）。

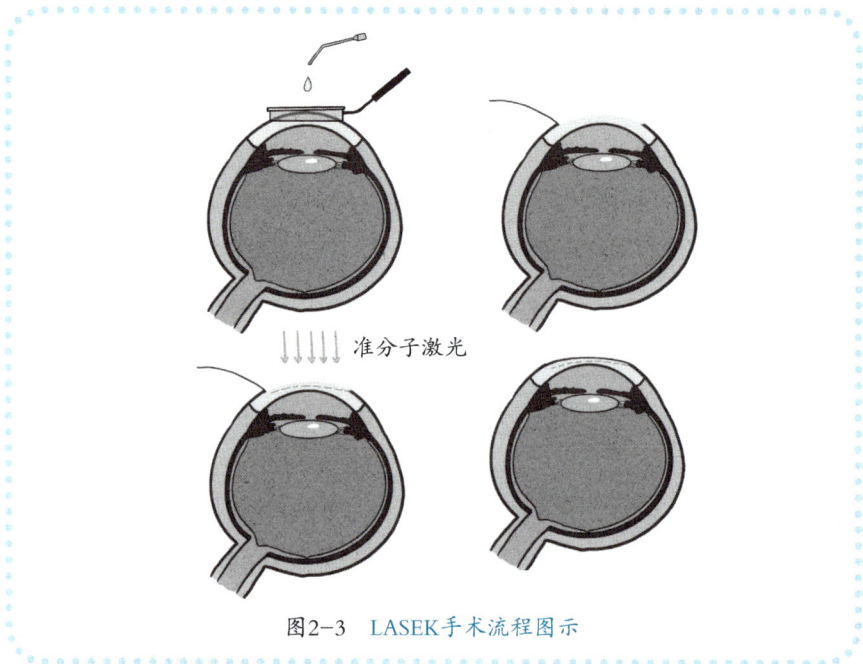

准分子激光

图2-3　LASEK手术流程图示

（3）全激光角膜切削术（TransPRK）：这也是一种不需要角膜瓣的手术，激光会直接对角膜上皮和基质进行切削，手术操作流程简化了，术后恢复期和 LASEK 相似，术后情况和注意事项也相似，也是目前表层手术中最常见的一种，适合那些角膜偏薄或度数偏高，或者想避免角膜瓣相关风险的人群。

准分子激光

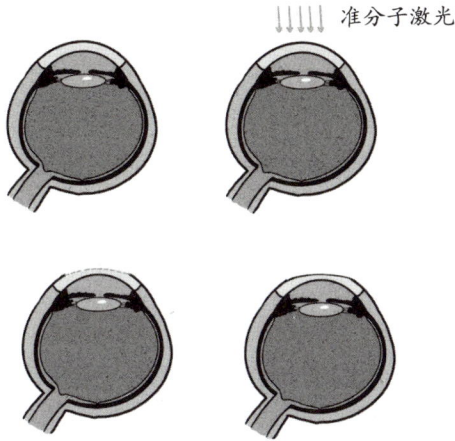

图2-4　TransPRK手术流程图示

（4）飞秒激光联合准分子激光原位角膜磨镶术（又称为飞秒激光 LASIK，也被称为瓣飞秒手术）：医生会利用飞秒激光在角膜上切开一个小瓣，随后进行准分子激光消融基质。整个过程和传统 LASIK 类似，但它使用飞秒激光代替了机械刀具来制作角膜瓣，手术更加精准、安全，尤其适合对手术安全性有较高要求的患者。术后恢复和注意事项与 LASIK 基本相同（图 2-5）。

飞秒激光

准分子激光

图2-5　飞秒激光LASIK手术流程图示

（5）全飞秒激光小切口角膜基质透镜取出术（SMILE）：这是近十年兴起的激光手术方式，也是目前最流行、最被推广的手术方式。SMILE手术不需要制作角膜瓣，而是在角膜内部用飞秒激光制作一个透镜，通过一个微小切口将透镜取出。这种方法保留了更多的角膜完整性，通过2.0～2.5毫米的切口进行操作，避免了角膜瓣的风险，适合中低度近视患者，术后发生干眼症和其他并发症的风险较低。术后的视力恢复时间因人而异，从1天到1个月不等。从长期来看，角膜的安全性也更有保障（图2-6）。

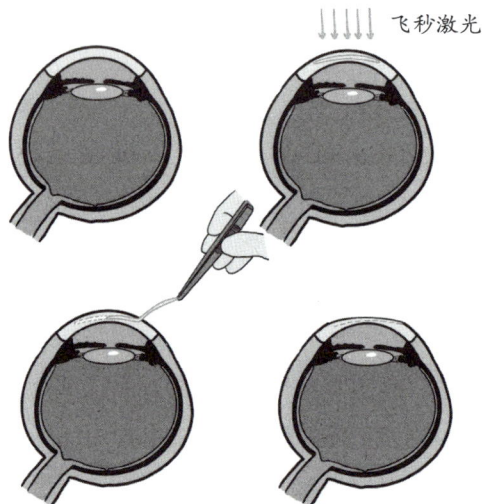

图2-6　SMILE手术流程图示

● 眼内屈光晶体植入术

如果因为近视度数过高或角膜过薄而不适合激光手术，那么眼内晶体手术可能是一个很好的选择。眼内晶体手术是通过在眼内植入一个特制的人工晶体来改善视力，无须对角膜进行切削。简单来说，它就像给眼睛"戴"了一副永久的"隐形眼镜"，但特别之处在于，它可以在必要时取出或更换。这种可逆性让它备受青睐。眼内屈光晶体植入术已成为高度近视患者和角膜条件不足者的好选择，也是现在主流的近视矫正手术方法之一。

眼内屈光晶体植入术特别适合高度近视患者，以及那些因为角膜条件不佳无法进行激光手术的人群，目前覆盖的近视度数范围是50~1 800 度（近视 + 散光）。但眼内屈光晶体植入术也对眼球结构有一定要求，比如内部空间要足够大，且目前能够矫正的度数上限是 1 800 度，所以度数太高的人也不适合该手术。

19. 怎么选择适合自己的屈光手术方式？

每种手术方式都有各自的特点和适用人群。角膜激光手术操作简单，恢复快，适合大多数近视患者；而眼内屈光晶体植入术适合高度近视或有激光手术禁忌证的人群。在选择手术方式时，一定要结合自身的眼部条件和专业医生的建议，找到最适合自己的方式。接下来，就是选择过程中要关注的要点。

● 了解自己的眼睛情况

在选择手术方式前，最重要的是去医院进行全面的眼部检查，了解自己的眼睛情况。以下几点是筛查中重点关注的内容。

（1）近视度数和散光情况：不同手术方式适合的度数范围不同。一般来说，中低度近视（300 ～ 600 度）适合激光手术，而高度近视（超过 800 度）的人则更适合瓣飞秒或眼内屈光晶体植入术。

（2）角膜厚度：激光手术会对角膜进行切削，如果角膜太薄，那么风险较高，医生可能会建议选择其他手术，比如 TranPRK、瓣飞秒或眼内屈光晶体植入术。

（3）眼部健康：干眼、角膜疾病等情况也会影响手术方式的选择。

● 各种手术方式的优缺点

了解每种手术方式的优缺点，有助于找到最适合自己的选择。

（1）LASIK：优点是见效快，术后恢复时间短。它适合大多数中低度近视患者。因为 LASIK 作为传统的手术方式，需要用带马达的刀片在角膜上切开一个小瓣（角膜瓣），对从事一些容易发生眼部外伤职业的人群，可能就不太适合。另外，瓣的厚度会受到患者角膜情况的影响，精确度略有欠缺，目前大多被瓣飞秒替代。

（2）瓣飞秒：具有 LASIK 的全部优点，且角膜瓣厚度的可预测性较好。如果患者本身角膜厚度是足够的，该手术可以矫正1 000 度左右近视。但它仍然存在角膜瓣相关的风险，对于从事容易发生眼外伤职业的人群来说，依然不够友好。

（3）SMILE：是近十年来逐渐替代 LASIK，成为主流的近视矫正手术。该手术不需要制作角膜瓣，而是通过一个小切口取出角膜内部制作的透镜，保留了更多的角膜完整性。这种手术适合中低度近视的患者，且角膜帽[1] 的风险远低于角膜瓣，所以对术后从事对冲性运动（如竞技类、球类等）较多的人也比较适用，术后出现干眼症状的风险较低，但手术对角膜厚度要求较高。

（4）TransPRK/LASEK：这两种手术不需要制作角膜瓣，因此对角膜偏薄的人来说是一种选择。这两种手术后的恢复期比LASIK 要长，且恢复时会有一定的疼痛感，视力提高的速度较慢，通常需要 1 ~ 3 个月的时间，术后要注意防晒，避免角膜的混浊，也要预防感染问题。如果一切顺利，最终视力的恢复情况与其他手术无异。

（5）眼内屈光晶体植入术：对于度数特别高或者角膜太薄的

---

[1] 角膜帽是指 SMILE 手术时在角膜表面保留的一层具有一定厚度的角膜组织。

人来说，眼内屈光晶体植入术是一种很好的选择。这种手术不需要切削角膜，术后视觉质量好，满意度高，且晶体可以取出或更换。不过，它是内眼手术，一定要严格用药，预防感染，以免发生严重的视力损伤后果；手术的复杂性较高，价格也相对昂贵，且不适用于现阶段的征兵体检需求，所以选择时要关注自身职业需求。

● 考虑生活方式和职业需求

如果需要快速恢复视力（比如工作需要良好视力），瓣飞秒和眼内屈光晶体植入术是不错的选择，术后恢复很快；SMILE 也可以选择，但有少数人恢复得会慢一些。

如果是从事高强度运动或有外伤风险的职业的人群（如运动员、警察），SMILE 或 TranPRK 会更好，因为这些手术保留了角膜的一体性，可减少角膜瓣相关的并发症风险。如果进行的运动对冲性不是很强，眼内屈光晶体植入术也是可以选择的。

如果对角膜安全性要求很高，眼内屈光晶体植入术是一个好选择，因为它不需要对角膜进行切削，而且手术是可逆的。

如果要参加国家的征兵，则只有角膜屈光手术符合要求。

● 听取医生的建议

经验丰富的医生会根据患者的眼部检查结果和个人需求，推荐最适合的手术方式。如果角膜条件较好，这种推荐往往就不是唯一的，可以结合客观条件和主观需求，在可选的范围内选择自己最愿意接受的手术方式。

● 经济考虑

不同手术的费用不同，目前选择 SMILE 或瓣飞秒的患者居多，这两种手术相对经济；LASIK 和 LASEK 的手术费用较低；而眼内屈光晶体植入术由于需要植入人工晶体，手术费用较高。患者可以结合自己的经济情况选择合适的手术方式。

总之，如果是中低度近视，角膜厚度足够，想要快速恢复视力，可以选择 SMILE 或瓣飞秒；想更便宜且所在医院可以实施，可以选择 LASIK 或 LASEK；如果对角膜瓣有顾虑，或者职业对眼部安全要求高，SMILE 或 TranPRK 可能更合适；如果角膜偏薄，LASEK 或 TransPRK 是不错的方案；而如果是高度近视或角膜条件不佳，或年龄＞ 35 岁，眼内屈光晶体植入术可能是更好的选择。

无论选择哪种手术，术前一定要进行全面的检查，术后也要严格遵循医生的护理建议，才能保证手术效果。

20. 飞秒和眼内屈光晶体植入术，到底哪个好?

这是屈光手术中心的医生经常被问到的问题，得到的建议就是：很难回答，各有优势，主要看患者适合哪种。

角膜激光手术和屈光晶体植入术有什么区别? 两者是完全不同的手术方式。角膜激光是外眼手术，晶体植入是内眼手术（图 2-7）。

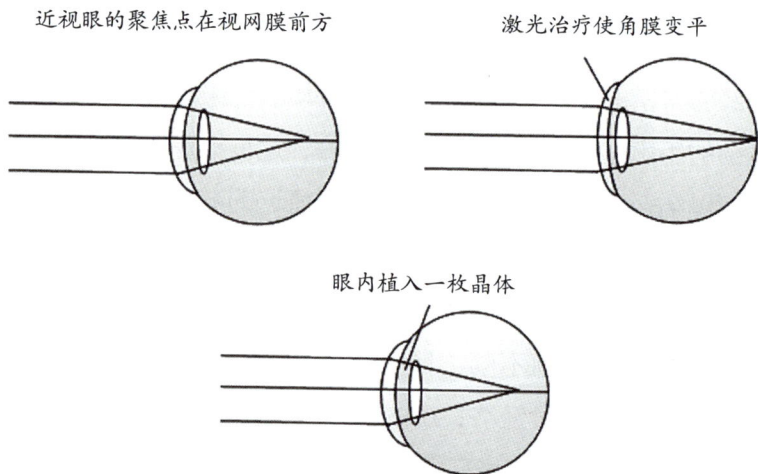

近视眼的聚焦点在视网膜前方　　　　激光治疗使角膜变平

眼内植入一枚晶体

图2-7　角膜激光手术与屈光晶体植入术示意图

从手术风险来看，外眼手术比内眼手术风险低。所以在角膜条件较好，度数没有超过上限的前提下，大多数患者选择角膜激光手术。

当度数超过 1 000 度（近视＋散光），通过角膜切削已不能保证手术安全性，一般建议选择晶体手术。当度数在 1 000 以内，但角膜厚度不足，建议选择晶体手术。当既往患有角膜疾病，遗留角膜瘢痕而影响角膜激光手术时，建议选择晶体手术。当近视度数不高、角膜厚度足够但角膜形态和力学性能不好时，为避免严重并发症，建议选择晶体手术。由于现在晶体手术术后视觉质量好，也有部分角膜条件很好的患者，在充分了解晶体手术风险后，自愿选择晶体手术。

所以，两种手术没有优劣之分，只有适合与不适合之别。

21. 哪些屈光手术可以改善老花眼的问题呢？

就像术前篇我们说过的，屈光手术可以在一定程度上缓解老花眼的症状，但不能彻底治愈老花眼。但具体哪些手术可以改善老花眼呢？我们一起往下看。

首先，我们来了解一下老花眼。老花眼是一种随着年龄增长而出现的自然现象，通常发生在 40 岁以后。它的主要原因是眼睛内部的晶状体逐渐失去弹性，导致调节焦距的能力减弱，无法轻松看清近处的东西。换句话说，我们的眼睛如同相机的变焦镜头，晶状体就像镜头的调节装置，当晶状体弹性下降时，就如同镜头在需要变焦的时候，调节不动了，所以就只能看清焦点所在的固定距离的物体，更远或更近距离的物体就看不清了（图2-8）。

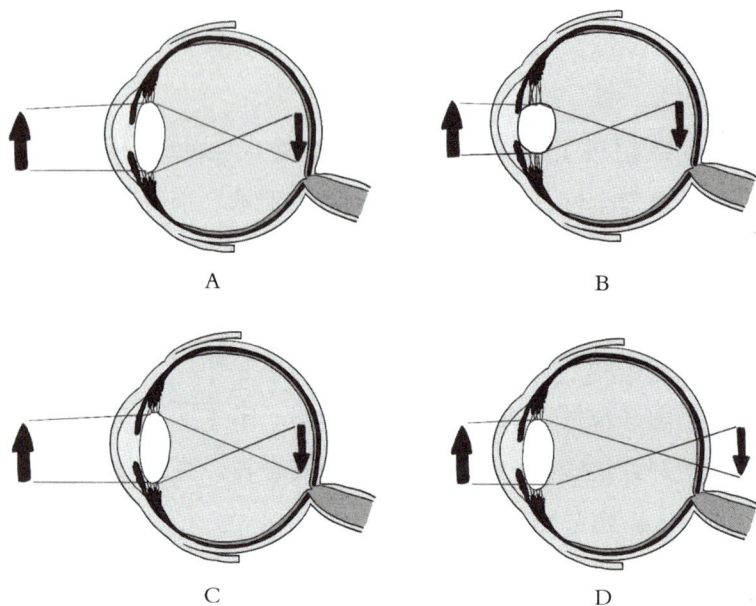

图2-8　正常眼和老花眼视物对比图

注：A为正常眼睛看远处物体，B为正常眼睛看近处物体；C为老花眼看远处物体，D为老花眼看近处物体（不能成像在视网膜上，视物模糊）。

接下来我们说说几种可以改善老花眼的手术方法。

● 单眼视矫正的屈光手术

单眼视矫正法（Monovision），其手术设计仍然是屈光手术，但是会通过手术将一只眼睛矫正为可以清晰看远处，而另一只眼睛视力保留用于看近处，这样就可以同时兼顾远视力和近视力。例如，医生计划给一名双眼近视度数均为600度的患者进行全飞秒手术，如果患者的右眼为主视眼，做单眼视力矫正时，可能设计为右眼矫正600度，左眼矫正550度、保留50度近视；也有可能根据患者术前医学验光结果，选择其他度数差异的矫正方案。这种方法虽然可以帮助解决老花眼的问题，但需要大脑进行适应。对一些人来说，这种方式可能带来轻微的视觉不适，比如深度感知能力的变化。

● 瓣飞秒技术中嵌入的 PRESBYOND 技术

该方法使用了一种叫作"非线性渐变"的光学矫正方式，通过调整角膜的屈光度，引入球差的控制，使每只眼睛的视野深度得以延伸，从而消除模糊区，形成一个平滑的"融合区"。通过这种方式，患者能够在近距离、中距离和远距离上都获得较为清晰的视觉效果。

● 眼内屈光晶体植入术

国内现有的眼内屈光晶体还处于 V4C 的阶段，尚不能矫正老花眼。国际上已研发出了具有延长焦深、改善远中近距离视力功能的眼内屈光晶体，若经临床验证安全有效，今后有望应用于国内市场。

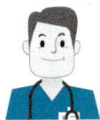

注释：

什么是主视眼？主视眼是我们两只眼睛中用得更多、更主导的一只眼睛，类似于我们用手时，右撇子惯用右手，左撇子惯用左手。虽然两只眼睛都可以看到东西，但主视眼负责提供更精确的视觉信息，相对地，另一只眼就是非主视眼，双眼一起看可以获得物体的精确位置和视物的立体感。

需要明确的是，目前各种手术本身并不能逆转晶状体老化，所以选择屈光手术解决老花眼的问题依然可能存留眼部不适感。如果要考虑通过屈光手术来改善老花眼，建议先与眼科医生进行详细的讨论，了解自己的眼部状况，以及手术能够达到的预期效果，再来选择最适合自己的方案。

除了本书重点讨论的角膜激光手术和眼内屈光晶体植入术，还有一些方法可用于老花眼的患者，在这里一并列出供大家参考。

● 多焦点人工晶体植入

对于老花眼比较严重的人，特别是伴随白内障的患者，可以选择多焦点人工晶体植入术。这种手术类似于白内障手术，将天然的晶状体更换为多焦点的人工晶体，可以帮助患者同时看清远处和近处的物体。这种手术虽然效果较好，但它主要适合需要进行白内障手术的人群。

● 激光角膜成形术

激光角膜成形术是一种通过激光改变角膜形状的手术，目的是使角膜产生类似多焦点的效果，从而改善看近物的能力。这种方式对某些患者有效，但效果因人而异，有时仍无法完全解决老花眼的问题。

● 角膜环植入

角膜环是一种微型植入物，通过改变角膜的曲率来提高近视力。这种方式适合部分老花眼患者，但它的效果也会因人而异。

这些手术在缓解老花眼带来的不适方面有一定帮助，但仍然不能治愈老花眼。我们可以通过调整角膜或晶体，帮助眼睛更好地看清远处和近处的物体。不过，由于老花眼的根本原因是眼睛晶状体的自然老化，这种过程是不可逆的，所以即使手术能够暂时改善视力，随着年龄的增长，老花眼的症状可能会继续加重，直至 60 岁以后逐渐停止。

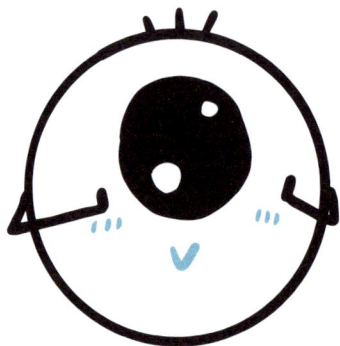

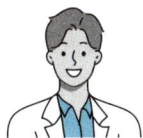

第二节 屈光手术术中常见问题

1. 我应该怎么配合手术呢?

屈光手术是一种安全、有效的矫正视力方法。然而,为了手术顺利进行,患者的配合至关重要。以下是屈光手术中患者应如何配合的详细介绍,帮助大家做好术前、术中和术后的准备。

● **术前准备**

术前的充分准备有助于减少手术中的意外情况。

(1)了解手术过程:在术前,患者应尽量了解手术的基本过程及可能的风险和益处。如果有任何疑问,应及时向医生咨询,避免因恐惧和不了解而焦虑。

(2)停戴隐形眼镜:术前,患者需要根据医生的建议停戴隐形眼镜(详见第二章第一节第14问说明),以便角膜恢复正常形态,获得准确的术前检查数据。

(3)保持良好作息:术前一晚保持良好作息,避免熬夜和过度疲劳,确保手术当天有充沛的精力。

(4)不使用化妆品:手术当天避免涂眼妆、面霜或用香水等,以免影响手术区域的消毒和无菌环境。

● **手术当天的配合**

手术过程中,患者的配合是确保手术顺利进行和效果良好的关键。

(1)保持镇静:手术过程中,患者需要保持放松和镇静。屈光手术一般只需几分钟,且局部麻醉滴眼药会确保手术中没有明显的疼痛感。术中有紧张感是正常的，适度的紧张更有助于集中精力配合医生手术，但过度紧张就容易引起不必要的风险。建议提前准备，留出足够的时间来手术和复查，清楚每一个步骤，避免过度紧张。若确实紧张而导致手术无法进行，建议与医务人员沟通以获得较好的心理支持，仍旧不能坚持则建议更改手术时间或停止手术。

（2）按指示注视固定点：医生通常会要求患者注视激光仪器上的一个固定点（通常是一个闪烁的光点）。保持注视可以让激光精确地作用于眼部的目标位置，防止不必要的移动导致的误差。即使激光过程中有眨眼的冲动，也需要尽量集中注意力，医生会通过开睑器辅助防止眨眼（图2-9）。

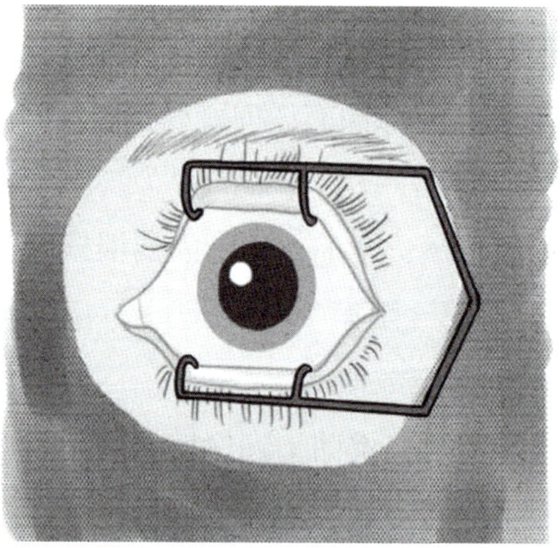

图2-9　开睑器辅助睁眼

（3）避免移动：手术过程中患者需要保持身体、头部和眼睛的稳定，不要随意移动。如果感觉不适或想要移动，应先告知医生，切勿在医生不知情的情况下突然行动。

● **术后的注意事项与配合须知**

术后护理同样影响恢复效果，患者需要遵循以下注意事项。

（1）按时滴药：术后，医生通常会开具抗生素和抗炎药滴眼液，以防感染和炎症。患者需要严格按照医生的指示按时使用这些药物，避免漏滴或超量使用。

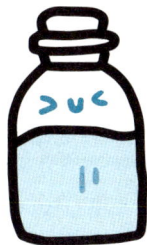

（2）避免揉眼睛：术后可能会出现轻微的流泪、异物感等不适，但一定不要揉眼睛，以免影响术后恢复并增加感染风险。对于有过敏性结膜炎的情况，也一定遵医嘱同步进行治疗。

（3）保护眼睛：术后初期，眼睛较为敏感，患者应尽量避免外界污染物进入眼内，洗脸时要小心不要让脏水进入眼睛，洗发时可以平躺或请他人帮忙。瓣飞秒术后的患者，术后初期睡觉时可以佩戴防护眼罩，以避免无意识地揉搓。

（4）避免剧烈活动：术后一段时间内应避免剧烈运动，特别是那些容易导致眼部受伤或撞击的活动，如打篮球、踢足球等。遵医嘱复查，定期检查术后恢复情况。

（5）避免看电子设备屏幕时间过长：术后应避免长时间看电子设备的屏幕，休息眼睛，以减少眼部疲劳和干涩感。

● 术后复查

按时复查是确保手术效果和及时发现潜在问题的重要步骤。医生通常会在术后1天、1周、1个月、3个月安排复查，患者应按时到院检查，了解视力恢复情况，并及时报告任何异常症状，如视力下降、眼部红肿或剧烈疼痛等。

屈光手术中，患者的配合会直接影响手术效果与恢复进程。术前了解手术过程、术中保持镇静配合、术后遵医嘱滴药与复查，这些配合不仅有助于手术顺利进行，也能有效保障术后的视觉质量和生活体验。

2. 手术中想眨眼怎么办?

在屈光手术中,许多患者会担心手术过程中想眨眼怎么办。首先,手术设备和操作流程都已经设计得非常周全,以保证患者在手术过程中不会因为眨眼而影响手术效果。

在手术中,医生会使用一个叫作"开睑器"的小工具,它可以轻轻地固定眼睑,让眼睛保持张开,防止患者在手术过程中不自觉地眨眼。同时,手术所使用的激光设备也有相应设置来减少风险,如飞秒激光是通过负压吸引固定眼球,只要不是很大幅度的眼球转动或头部转动,眼球与负压环的贴附是紧密而稳定的;而准分子激光会实时追踪眼球的运动,确保激光精确地作用在需要矫正的部位,即使在手术过程中不由自主地出现小幅度眼球位移,设备也会自动调整,保证安全性和准确性。

另外,医生在术前通常会给患者滴一些表面麻醉的滴眼液,不仅可以减轻术中的疼痛感,还可以减少眨眼的冲动。整个手术过程时间非常短,通常只需要几分钟,而扫描的时间是以秒来计量的,因此,只需要尽量放松,听从医生的指导,手术很快就能结束。

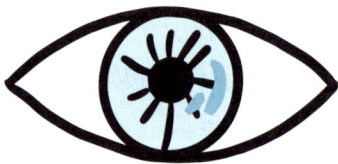

通过这些措施,可以很大程度上避免眨眼带来的影响,所以,患者一定要提前做好心理建设,以放松的状态配合医生的操作,手术会顺利完成。

3. 手术中最难过的是哪一关?

在屈光手术过程中，最难过的阶段因人而异，但通常有几个常见的"难关"。

● 心理上的紧张

术前的紧张感几乎是所有患者的"通关难题"，特别是对手术的未知感和对眼睛的敏感。进入手术室、躺在手术床的时刻，许多人会感到非常焦虑。尤其是想到手术过程中眼睛不能眨或需要保持不动，可能会加剧这种不安。对于这一点，医生通常会在手术过程中进行语言提示和引导，术前也会有相关的宣教资料帮助患者了解每个步骤，从而缓解紧张情绪。

● 结膜囊冲洗和消毒

术前需要进行局部的消毒，也会用含有抗生素的生理盐水冲洗眼睛表面，并擦拭睑缘。在冲洗开始前，医生会局部用麻醉剂来减少患者手术中的不适感；冲洗过程中会用开睑器撑开眼睛，所以眨眼的影响并不显著；冲洗过程中会感受到水的温度和棉签等医用物品的接触，也会感受到有水滑过面颊。这些感受对于术前本身比较紧张的患者来说是比较煎熬的，也有个别患者因为过度紧张而使劲闭眼、对抗开睑器的作用而感觉到疼痛。所以，患者应尽量放松心情，睁开眼睛，减少与开睑器的对抗，医生常常会通过提前加热冲洗液等方法来减少对眼睛表面的刺激。如果患者在这个过程不能配合，通常术中也难以保持良好的依从性。所以，这个过程被很多人认为是手术中最难过的一关。放轻松，信任医生，你会发现眼睛手术其实也没那么可怕。

● 负压吸引环的使用

在 SMILE 和瓣飞秒手术中，医生会使用一个负压吸引环固定眼球，以确保飞秒激光精准扫描。这时，患者可能会感觉到一种压力，甚至是轻微的疼痛感，还会出现短暂的视力模糊或完全看不到的情况。这一过程虽然持续时间不长，但不适感容易让人觉得难受，因此，这一过程也被许多人认为是手术中比较难熬的一部分。所以，提前观看宣教视频、对手术环节有所了解是很重要的。

● 对"看灯"的配合

在激光手术的过程中，患者需要盯着某一个光点保持不动，这个灯的颜色大多为绿色，准激光设备会跟踪眼球的运动进行校准，飞秒激光可通过患者注视来定位扫描中心。此时，患者应尽量保持眼球静止，这对一些人来说可能会比较困难。手术中不自觉地眨眼或移动眼球可能会让患者担心手术效果，这种心理压力让很多人觉得难以应对这一步骤。部分患者还可能因为不能自控而出现眼球颤动，或是在灯光消失后因紧张而移动眼位或头位。此时，应保持原方位的专注和注视，以保证手术的顺利完成。

● 在眼内屈光晶体植入术中的眼胀感觉

在眼内屈光晶体植入术中，当晶体进入眼内以及调整晶体在眼内的位置时，常会有眼胀的感觉。部分特别敏感的人可能会觉得是胀痛感，这是常被认为是晶体植入术中比较难熬的一关。这个过程一般持续 1 ~ 2 分钟，大多数人可以耐受。对于过度紧张的患者，也可以提前与医生沟通，在术中通过语言的交流和疏导转移注意力，以达到减缓术中紧张的目的。

● 术后早期的眼部不适

虽然术后不属于手术的"关卡"，但它也是患者体验中的一部分。在手术后的最初几个小时内，眼睛可能会有流泪、灼热感或异物感，也会显得比较红。这些症状在一定程度上影响着患者的舒适度，也有的患者因为焦虑而滞留医院不敢离开，因此被认为是手术后比较难过的一关。术后的正确做法是：尽快返家休息，戴了眼罩、无须用药的患者应尽量多休息；全飞秒无瓣的患者基本无须戴眼罩，返回后应遵医嘱滴眼药水。手术当晚是可以睁眼的，且我们主张适当睁眼，以保证眼睛良好的表面氧气供应，对获得较好的角膜状态是有益的。手术当日尽量减少手机、电脑等电子产品的使用，应尽早入睡，并配合次日的检查。

绝大多数患者在经历这些阶段后，通常都能顺利度过"难关"并获得明显的视力改善。整个过程虽然可能存在不适，但绝大多数人可以承受，并且通常会认为结果是非常值得的。医生也会尽力帮助患者减轻不适感，通过充分的沟通、使用合适的药物和严谨的手术步骤来确保整个过程的顺利完成。

4. 手术中会不会有疼痛感?

屈光手术是在局部麻醉下进行的。医生会在手术开始前，使用麻醉眼药水对眼睛进行局部麻醉。这些眼药水能够有效地缓解手术过程中产生的疼痛感。因此，在手术期间，患者几乎不会感到疼痛，但仍会有一些压力感或异物感。

不同的手术类型可能会带来不同的感受。

（1）全飞秒或瓣飞秒手术：这两种是目前最常见的屈光手术类型。在整个手术过程中，由于麻醉眼药水的作用，患者通常不会感到疼痛。大多数人只会感到眼睛有一点压力，类似于有人轻轻按住眼皮的感觉。但在医生的手动操作中，部分患者会因血管脆性较大或眼球上的血管分布过于丰富，出现局部小血管破裂，可能产生可以耐受的轻微疼痛感。在全飞秒的透镜取出过程中，也有少数患者会有可以耐受的疼痛感或者撕裂感，大多数是因为过度紧张引起的，通过辅助减压球等工具可以缓解，特别敏感者可以通过滴用具有止痛作用的抗炎药物来改善症状。

（2）TransPRK 或 LASEK 手术：二者同属于准分子激光的表层手术，术中直接移除角膜表面的上皮层。这种手术可能在术后出现一些不适，比如眼睛有烧灼感、异物感等。但这些症状通常可以通过滴用抗炎和止痛药物以及佩戴绷带镜来缓解，并且在几天内会逐渐消失。术中的感受不会太明显。

（3）眼内屈光晶体植入术：术前会通过麻醉药物进行充分麻醉，医生会在确认患者无明显疼痛后开始手术。但在眼内屈光晶体植入后进行位置调整时，可能会因为眼球内部结构受到刺激而出现胀感。较为敏感的患者可能描述为胀痛，但这亦是可耐受的程度。

对于大多数人来说，无论是角膜表面的激光手术还是眼内屈光晶体手术，整个手术过程都相对短暂，通常在 5 ～ 10 分钟即可完成，实际的关键步骤操作时间只需 1 ～ 2 分钟。总体来说，屈光手术并不会让患者感到强烈疼痛。术中有麻醉眼药水的帮助，可能会有轻微不适，但不会有明显的疼痛。手术后可能会有一些短暂的不适，但通常是可控的，而且大多数患者在几天内都能感觉到明显的改善，视力也逐渐清晰。

如果患者对手术仍然感到紧张，可以与医务人员充分沟通，了解手术的每一个步骤，这样能够有效减轻心理上的焦虑，帮助其更好地准备手术，安全有效地恢复视力。

5. 手术中该如何缓解紧张情绪?

在手术过程中，可以用以下几种方法缓解紧张情绪。

（1）深呼吸：慢慢吸气，保持几秒钟，然后缓慢呼出，有助于放松神经，减轻紧张感。

（2）冥想放松：手术中可以尝试想象一个让自己感到平静的场景，如大海或森林，以帮助放松。

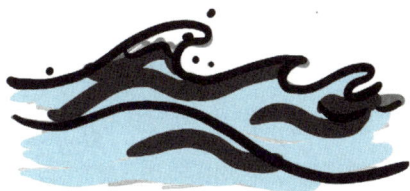

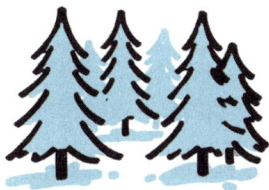

（3）与医生交流：术前和术中，如果感到紧张，可以告诉医生，医务人员会通过引导、解释过程或使用减压球等方法给予安抚。

（4）听从医生指导：手术时专注于医生的指示，可以帮助患者集中注意力，从而减少焦虑情绪。

（5）药物辅助：普通患者一般不需要，但对特殊患者医生可能会给予一些轻度镇静药物来帮助放松，这可以有效减轻紧张情绪。

一般来说，屈光手术是快速且安全的，通过这些方法可以让患者保持放松，顺利完成手术。但最重要的还是应在术前充分了解手术相关内容和手术流程，并与医生充分沟通，在知晓如何配合的前提下，有效缓解术中的紧张情绪。

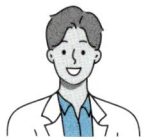

第三节 屈光手术术后常见问题

1. 手术当天可以上班吗?

因人、因手术方式而异。不同的屈光手术方式和个人体质决定了术后能否立即上班,表层手术因为患者术后刺激症状较重,基本上术后是不能马上上班的,虽然理论上患者在其他屈光手术(如全飞秒、瓣飞秒、眼内屈光晶体植入术)术后当天可以上班,但医生通常并不推荐。尽管手术快速且无明显疼痛,但术后眼睛仍需要时间来适应和恢复。如果工作时主要坐在桌前,偶尔使用电脑,且在手术当天感到舒适,你可以尝试术后短时间内返回工作岗位,但要确保在工作期间多休息,避免长久注视引起眼部不适。如果你的工作涉及剧烈运动或存在眼部受伤风险,建议在术后第二天再返回工作岗位,以确保安全。

以下是手术当天可能影响工作的几种情况。

(1)视力模糊:手术结束后,大多数人能立即感受到视力的提升,但完全恢复到最佳状态可能需要几天到几周的时间。手术当天,患者视力可能会出现波动,特别是在手术后的几个小时内,眼睛的清晰度不足以应对集中用眼的任务,比如长时间使用电脑或驾驶车辆。术后眼睛需要时间来适应新的状态,因此,这段时间并不适合高强度的用眼活动。

(2)术后不适:部分人术后可能会感到眼睛干涩、刺痛或者有异物感。这些不适通常是暂时的,但会影响注意力和工作效率。医生通常会建议患者在手术当天尽量闭目休息,适当眨眼,避免长时间用眼，以促进眼睛的恢复。

（3）用药要求：术后需要按时滴用医生开的眼药水来预防感染和减少炎症。一些患者需要在术后几小时内频繁用药。如果你的工作环境不允许按时使用眼药水，可能会影响恢复效果，因此，建议提前与医生沟通并安排好手术后的用药计划。

（4）光敏感：很多人在手术当天会对光非常敏感，尤其是强光或室外阳光。临床可见有的患者佩戴太阳镜来减轻光刺激，尽管这不是医生推荐的方式。如果工作环境中光线较强，则不适合手术当天就开始工作。

所以，在决定手术当天是否要返回上班时，需要综合考虑视力恢复情况、工作性质和手术方式等因素，不同的手术类型和个人情况可能影响恢复时间。请遵循眼科医生的指导，能顺利恢复并享受清晰的视力才是最终的目标。

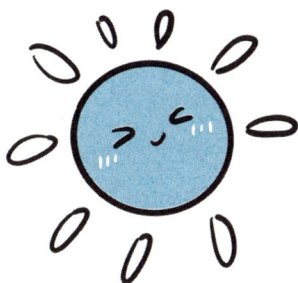

2. 术后用眼应该注意些什么呢?

近视矫正手术后，患者的视力会在短时间内显著改善，但术后初期患者看近有一定的影响，可能出现双眼视力不均衡、视物重影、夜间视力稍差、看灯光有眩光等现象，随时间推移，这些症状会逐步改善。为了确保手术效果的稳定和长久，术后用眼应注意以下事项。

● **术后注意休息，避免疲劳用眼**

手术后，眼睛会处于较为敏感的状态，短期内容易感到疲劳。因此，术后前几天应尽量避免长时间用眼，特别是避免长时间注视使用电子产品，如手机、电脑和电视。过度用眼可能导致视力模糊或眼干，影响术后视力恢复效果。休息时最好闭眼养神，给眼睛充分的休息时间。

● **注意用眼距离和环境**

术后恢复期间，患者应尽量避免在光线不足或过亮的环境中用眼。用眼时保持适当的距离，阅读或看电子屏幕时，屏幕与眼睛之间的距离应保持在 30 ～ 40 厘米，并定时让眼睛休息。建议每用眼 30 ～ 40 分钟闭眼休息几分钟或者远眺，帮助缓解眼部疲劳，也可以同时滴用缓解眼干的人工泪液，或者通过远近交替注视来训练调节能力，缓解视力波动。此项建议同样适用于健康人群。

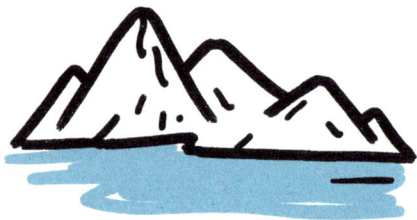

● **遵医嘱使用眼药水**

术后医生通常会开具抗生素或消炎眼药水，以及人工泪液等药物，以减少炎症并预防干眼症。患者应严格按照医生的建议按时使用眼药水，避免随意增减剂量或停止用药。特别是抗生素类药物，需按疗程用完，以减少感染风险；另有激素类用药，不可超出医嘱建议剂量和时间使用，以免引起眼压升高。

● **避免揉眼和外部刺激**

术后患者眼部敏感且处于愈合阶段，应避免用手揉眼，特别是术后角膜瓣未完全贴附的患者，以防引起感染和损伤手术部位。应注意防止灰尘、脏水、异物或强烈阳光刺激眼睛。应避免在风沙大的环境下活动，以免异物进入眼内。

● **避免剧烈运动和水接触**

术后一段时间内，应避免可能导致眼睛受撞击的剧烈运动，如篮球、足球等，尤其是高度近视的患者，剧烈运动可能增加并发症的风险。建议患者每年定期复查眼底。此外，术后前几天洗头、洗脸时要避免脏水进入眼内，避免化眼妆。术后不可不洗脸，正常洗脸是用清洁的湿毛巾擦拭，清除污垢，清洁睑缘也是必要的步骤。若遇到脏水误入眼，可立即用生理盐水和抗生素滴眼液冲洗。游泳等运动则需要至少1个月后才能进行，以防眼睛接触到不洁水源，引发感染。

● **注意饮食调理**

术后饮食无特殊要求，格外关注这方面的患者可以考虑以清淡饮食为主，避免辛辣、刺激性食物，宜食用富含维生素的新鲜果蔬。

● **定期复查**

术后医生通常会安排定期复查，监测视力恢复情况以及眼部健康状况。患者应按时进行复查，如遇特殊状况，应及时向医生反馈；如发生剧烈眼痛、视力明显下降等，应立即就医。

近视矫正手术后，良好的用眼习惯至关重要。应合理安排用眼时间，避免刺激和过度劳累，遵循医嘱进行护理。术后遵医嘱用药和按期复查是保证术后获得理想的手术效果并维持长久的视力健康的重要保障。

3. 术后需要复查吗?

答案是肯定的！术后定期复查不仅能帮助医生跟踪手术效果，还能及时发现并处理潜在问题，确保眼睛的健康和视力的长期稳定。那么，术后复查的具体时间安排是怎样的呢？让我们一起来了解一下。

● 手术当天

手术完成后，医生通常会立即进行检查。这次检查的主要目的是确认手术顺利完成、眼部没有异常反应、手术层面无异物残留且界面清洁干净。对于全飞秒手术，此次检查可以确认透镜是否完全取出，而眼内屈光晶体植入术当天会多次复查眼压，以确保手术的安全性。

● 术后第 1 天

角膜屈光手术后 24 小时内，患者需要回到医院进行复查。此时医生会详细检查角膜的恢复情况，并评估术后炎症反应是否正常。这次复查对于发现早期并发症至关重要，比如严重的干眼或早期的感染等，遵循早发现、早处理的原则。

● 术后 1 周

在手术后 1 周，患者需要进行第 3 次复查。医生会进一步评估视力的恢复进展，看视力是否开始趋于稳定。此时，任何感染迹象、角膜愈合问题都能得到及时发现和处理。

● 术后 1 个月

术后 1 个月的复查非常重要，它能帮助医生全面了解患者眼睛在手术后的恢复情况。此时，患者的视力变化趋于稳定，医生会检查角膜是否恢复良好，并确保没有出现延迟性的术后并发症，此时，可能会根据复查情况调整用药。对于眼内屈光晶体植入术后的患者，1 个月往往是视力达到正常水平、晶体位置比较稳定的阶段，部分拱高[1]有偏差的患者，是否进行调位或者晶体更换也更容易在此次复查中获得确定的结果。

● 术后 3 个月

术后 3 个月的复查是为了确认术眼视力是否已经恢复到预期效果，并且角膜是否已经愈合、稳定。这个时间点的复查对于长期视

---

[1]　拱高指眼内屈光晶体光学区后表面中央到晶体前顶点的垂直距离。

力稳定至关重要。

● 术后 6 个月至 1 年

大多数患者在手术后 6 个月到 1 年内会进行复查，这也是医生所推荐的，尽管复查后得到的答复和检查报告并没有更多的惊喜，但这次复查的重点是确保视力稳定、角膜恢复完好，并排除任何长期并发症的风险。如果在这个阶段视力保持稳定且无任何不适，那么可以放心了，手术效果已基本定型，之后每年复查一次即可。

通过定期复查，患者不仅可以更好地保护自己的眼睛，还能确保手术效果的长期稳定。如果已经做了手术，请记得定期复查！如果还在考虑是否进行屈光手术，一定要提前安排好复查时间，尤其是前 4 次复查时间间隔较短，应提前做好时间规划。

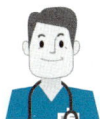

注意事项：

如果在术后出现任何视力波动、眼部不适或其他问题，请不要等待定期复查的时间点，应该立即就医。早期发现问题并进行处理是确保手术效果和眼睛健康的关键。

4. 术后还会再次近视吗？

很多人关心这个问题。虽然屈光手术可以显著改善视力，但它并不意味着永远不会再出现近视。术后是否会再次近视，取决于多种因素。让我们一起来看看术后视力可能的变化以及如何避免再次近视。

● 手术效果是长期的，但不是完全"治愈"

在屈光手术中，角膜屈光手术是通过改变角膜的形状来矫正视力问题，眼内屈光晶体植入术是在眼内植入一枚镜片来矫正视力。手术的效果通常可以保持多年，甚至终生。然而，手术本身并不能彻底"治愈"近视，因为近视的根本原因（如遗传、眼球发育等）并没有改变。手术只是矫正了现有的近视度数，而眼内结构（如视网膜），以及因近视产生的病理改变仍维持原状。

● 术后不良用眼习惯可能导致再次近视

手术成功仅代表了当下视力的提高和近视度数的消除，而日常生活中的不良用眼习惯仍可能导致再次近视。长时间近距离用眼，比如长时间看手机、电脑屏幕，或者在昏暗光线下工作，都会给眼睛带来负担，增加再次近视的风险。特别是年龄较小的患者，其未来受职业选择、用眼习惯等多因素影响，仍可能出现眼轴变长、度数回升的情况。

● 术后可能出现轻微视力回退

部分人在屈光手术后会出现轻度视力回退的现象，通常发生在术后的几个月到几年内。这是因为随着时间的推移，角膜可能会有轻微的形状和厚度变化，特别是对于那些术前近视度数较高、角膜偏薄的人来说，回退的可能性会更大。不过，大多数情况下，回退的幅度很小，通常不会对日常生活产生显著影响。

● 老花眼和其他与年龄相关的视力问题

屈光手术主要针对近视和散光进行矫正，无法预防老花眼。老花眼通常出现在 40 岁左右的人群，表现为近距离视物困难。这是眼睛自然衰老的过程，与是否做过屈光手术无关。因此，即使手术后远视

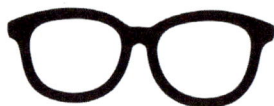

力很好，年龄大了也可能需要戴老花眼镜来矫正近距离视力。

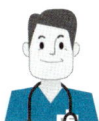

如何预防术后再次近视？

养成良好的用眼习惯：不揉眼，尽量避免长时间近距离用眼，定期让眼睛休息。建议每近距离用眼 30 ～ 40 分钟，休息 10 ～ 15 分钟，避免熬夜用眼。

增加户外活动：研究表明，户外活动能够有效预防近视的发展，特别是在阳光下的活动，对改善眼睛调节能力会有帮助。

定期复查：即使视力恢复良好，也要按医生建议进行定期眼科检查，及时监测眼睛健康状况，以便遇到问题及时处理。

总之，屈光手术可以有效矫正当前的视力问题，但并不意味着术后永远不会再次近视。术后如果不注意用眼习惯，仍然可能出现轻度近视或视力回退情况。此外，老花眼等其他与年龄相关的视力问题无法通过屈光手术预防。要保持良好的术后效果，除了手术成功之外，日常的用眼保健和定期复查也非常重要。

5. 术后需要用药吗？

答案是肯定的。术后用药是确保眼睛顺利恢复、预防感染并减轻术后不适的重要环节。手术后，眼睛处于较为脆弱的状态，因此，围手术期合理使用药物不仅是确保手术过程顺利、减少和规避术中各种意外的重要保证，也是术后减少和避免各种并发症发生，以及有效控制并发症的重要前提和保障。接下来，我们将详细介绍屈光手术后常用的几类药物。

● 抗生素滴眼液

术后，角膜表面会有轻微创口，我们用肉眼是看不到的。虽然大多数情况下手术环境是无菌的，但为了预防术后感染，医生通常会给患者开具抗生素滴眼液。抗生素可以有效抑制细菌生长，避免角膜感染的发生。但应该注意合理应用，以实现眼表有效抗菌，但长期应用抗菌药物可能导致耐药菌产生。

用药时间：通常在手术后立即使用（实际上从术前就开始使用），持续 5 ～ 7 天，具体时间由医生根据恢复情况决定。

● **激素类滴眼液**

术后，眼睛可能会出现轻微的炎症反应，表现为眼红或肿胀。为了减轻这些症状，防止角膜水肿和炎症，医生会开具激素类滴眼液。这类药物可抑制炎症反应并抑制瘢痕形成，有助于角膜的顺利愈合。

用药时间：通常在术后第 1 天开始使用，逐步减少剂量，通常持续 2 ～ 4 周。这类药物需要严格按照医嘱使用，过量或长期使用可能引发副作用，如眼压升高等。

● **人工泪液**

术后干眼是较为常见的并发症之一，这是因为手术暂时破坏了角膜神经的完整性，影响了泪液分泌。人工泪液能够辅助修复并形成完整健康的泪膜，可有效缓解眼干、眼痒、异物感、烧灼感等不适，帮助保持眼表湿润，促进角膜的恢复，同时有利于提高视力和视觉质量。

● **促进损伤修复及神经生长类药物**

近视激光手术可造成角膜神经损伤，倘若修复不良会加重患者术后不适感，如干涩、异物感等。此类药物可加速眼部细胞能量代谢，改善组织营养，促进角膜神经修复。

● **其他药物**

根据术后的具体情况，部分患者可能需要其他药物，如降眼压药物（用于防止眼压升高和维持角膜力学性能稳定）、免疫抑制剂（抗炎和促进黏蛋白分泌）、促泌剂或抗视疲劳药物。这些药物的使用通常是针对特殊情况的，因此需要严格遵循医生的指示。

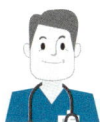

术后用药注意事项：

（1）严格遵守医嘱：按时按量用药是保证术后眼睛恢复顺利的关键。擅自停药或更改用药频率可能导致并发症。

（2）保持用药卫生：在使用滴眼液时，注意不要让眼药瓶口接触到眼睛或其他物体，以免污染药物，引发感染。

（3）定期复查：定期复查是确保手术效果的重要步骤，医生会根据患者的恢复情况调整用药方案。如果出现任何不适，应立即就医。

（4）合理用药：屈光手术后需要合理用药，来预防感染、减轻炎症反应，并缓解眼干等术后不适症状。正确使用药物，加上良好的术后护理和定期复查，可以帮助患者获得更好的手术效果。

6. 术后会不会出现干眼症状？

这是很多患者在术前常问的问题。答案是：部分患者确实会在术后出现干眼症状，这是屈光手术的常见并发症之一，但通常是暂时性的。多数人在术后早期会经历干眼问题，但随着时间推移，大部分会在 3 ～ 6 个月缓解。接下来，我们详细探讨干眼的原因、伴随症状、持续时间，以及如何缓解。

● **为什么屈光手术后会出现干眼症状？**

屈光手术后出现干眼症状的原因主要与手术过程中角膜神经的暂时损伤有关。在手术中，角膜的神经纤维会受到一定程度的影响，而这些神经纤维负责向泪腺发送信号，控制泪液分泌（图2-10）。一方面，神经纤维受损后，眼睛的泪液分泌功能会暂时减弱，导致眼睛干涩。另一方面，角膜神经断裂损伤后，角膜需要的营养因子就会减少，就像一棵树被拦腰砍了一斧头，树还能活，但是土壤输送到树梢的营养就减少了，势必导致一些树叶发黄、干枯，甚至掉落。同理，当角膜神经营养因子减少时，角膜上皮的愈合会受到影响，导致愈合不良或角膜上皮染色阳性，还会降低眼表的知觉阈值，从而加剧干眼。

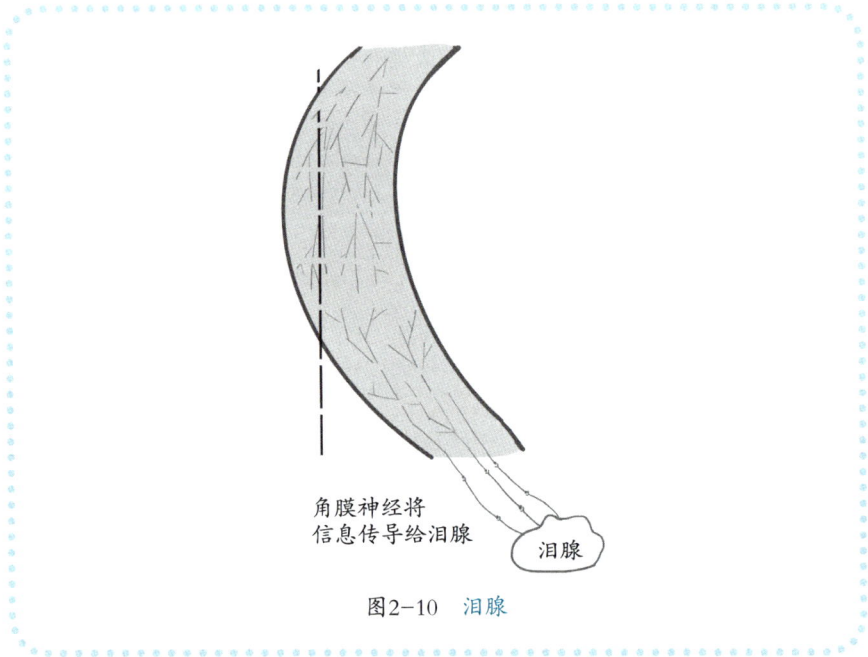

角膜神经将
信息传导给泪腺 泪腺

图2-10 泪腺

● **术后干眼的主要症状与常见伴随症状有哪些？**

（1）眼睛干涩：眼部缺乏足够的泪液滋润，感到不适。

（2）异物感：眼睛中似乎有沙子或其他异物，尤其在眨眼时感觉最明显。

（3）视疲劳：在术后视力恢复期，干眼可能加剧视疲劳的感觉。

（4）视力波动：有些人可能会出现暂时性的视力模糊，通常在眼睛干燥时更为明显，休息或闭眼一段时间后视力恢复正常。

● 干眼症状会持续多久？

大多数患者的干眼症状是暂时的，通常会在术后几周到几个月内逐渐改善。对于一些泪液分泌较少或有慢性干眼问题的患者，症状可能会持续较长时间。一般情况下，严重的干眼或持续干眼在术前干眼筛查中就已被排除或治疗，只有极个别患者的干眼可能会成为长期存在的问题。

● 如何缓解术后干眼症状？

为减轻术后干眼症状，医生通常会推荐以下措施。

（1）使用人工泪液：人工泪液是缓解干眼症状的主要方式。它可以为眼睛提供额外的润滑，帮助缓解干涩感。手术后，患者可以根据需要适当增加人工泪液使用频次，保持眼睛湿润。

（2）避免长时间用眼：过度用眼会加剧眼干现象，所以术后短期内，尽量避免长时间盯着电脑、手机等电子设备，避免长途开车。

（3）增加眨眼频率：在使用电子设备或读书时，注意有意识地增加眨眼频率，帮助泪液均匀分布于眼睛表面，保持眼表湿润。

（4）改善环境湿度：如果所处环境过于干燥，可以考虑使用加湿器，帮助维持空气中的湿度，或加用湿房镜，减轻眼干症状。

（5）使用其他治疗方式：对于大多数人来说，干眼情况在术后几个月内会逐渐缓解。如果确有症状持续存在，医生可能会建议继续使用治疗药物。对于存在睑板腺问题的患者，医生也可能提出增加物理治疗方案的建议。在极少数情况下，还可能需要使用处方药物来刺激泪液分泌或缓解严重干眼症。

因此，屈光手术后出现干眼症状通常是暂时的。若术后规范使用人工泪液及其他抗炎药物，很多人并不会产生明显干眼的症状，且手术导致的干眼症状大部分会在术后几周到几个月内逐渐好转。使用人工泪液、避免长时间用眼、增加眨眼频率等措施，可以有效缓解眼睛的干涩不适感。如果症状持续或加重，应及时咨询医生以获得进一步的治疗建议。

7. 术后眼睛里进了脏水怎么办？

屈光手术后，眼睛还处于恢复阶段，特别是角膜在手术后会有创面，容易受到感染或刺激。如果在术后不慎让脏水进入眼睛，不用过度惊慌，应立即采取适当的措施，确保眼睛不会因此受到感染或进一步损伤。下面是关于如何处理这一情况的详细说明。

● 保持冷静，避免揉眼

当脏水进入眼睛时，很多人的第一反应是用手揉眼睛，但这其实是错误的做法。术后角膜相对脆弱，揉眼睛可能导致角膜损伤，甚至影响手术效果。因此，尽量避免用手接触或搓揉眼睛。

● 立即用生理盐水冲洗

如果脏水进入眼睛，最好的处理方法是立即用生理盐水冲洗眼睛。生理盐水是无菌且安全的，能够帮助冲掉脏水中的异物和杂质，减少感染风险。冲洗时，可以轻轻地将生理盐水滴入眼睛，持续几分钟，确保可能的细菌、污物被彻底冲出。瓣飞秒术后不可用大水冲洗以免引起瓣损伤。如果家里没有生理盐水，可以使用无防腐剂的人工泪液进行冲洗，这也是安全有效的替代方法。

● 避免使用自来水

虽然用水冲洗是最直接的应对方法，但术后不建议直接用自来水冲洗眼睛。自来水虽然干净，但可能含有微生物和杂质，不适合用于手术后的敏感眼部环境，可能增加感染的风险。

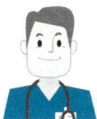

术后几天要特别小心避免脏水进入眼睛：

在术后早期，尤其是手术后 1～2 周，眼睛还没有完全愈合，这段时间是眼部感染风险最高的时期。对此，医生通常会有如下建议。

（1）避免游泳，因为泳池水中可能含有细菌、化学物质等，会增加感染风险。

（2）洗脸时避免水进入眼睛，可以用湿毛巾轻轻擦拭面部和睑缘，尽量不让水直接触碰眼球区域。

（3）淋浴时小心，在洗头或淋浴时，最好让水从头部后方流下，避免水流接触眼睛区域，也可平躺洗头。

● 密切观察症状

如果脏水进入眼睛，有持续的不适感，出现眼红、流泪、疼痛或视力模糊，应该立即联系手术医生。这些症状可能是感染或其他并发症的迹象，医生会根据情况给予相应的治疗。若联系不上主治医生，也应该就近到医院眼科进行急诊检查，以免延误病情。

● 遵循医生的术后用药建议

若脏水进入眼睛后症状并不严重，建议继续按照术后用药计划使用抗生素滴眼液。抗生素可以帮助预防潜在的细菌感染。如果脏水进入眼睛后担心有感染风险，医生可能会建议增加滴眼液的使用频率，但具体调整应根据医生的指示进行。

8. 术后还可以戴美瞳吗?

先说结论:可以戴,但不建议戴。

屈光手术后能否佩戴美瞳取决于术后恢复情况和医生的建议。术后恢复早期(一般指的是屈光手术后 1 ~ 3 个月的恢复阶段),应避免佩戴隐形眼镜或美瞳,以减少感染风险和对角膜的刺激。

医生不建议屈光手术后佩戴美瞳,有以下几点原因。

(1)美瞳的镜片上有色素层,可以覆盖虹膜本身的颜色,但随之而来的结果是透氧性低于普通隐形眼镜,易导致角膜上皮的水肿或脱落,也会影响角膜的力学特性,简单说就是影响角膜的弹性和抗张能力。

(2)佩戴美瞳会增加眼部感染的风险,特别是在术后眼睛尚未完全愈合的情况下,所以在恢复期内务必谨慎。

(3)对于屈光手术后的患者,戴美瞳可能诱发干眼、角膜炎、结膜炎等眼部疾病。

(4)佩戴时长是重要的影响因素,长时间佩戴美瞳,会使美瞳的水分减少,镜片逐渐干燥变硬,对眼表的不良影响会增加。

但是,不建议也不代表完全不可以,偶尔佩戴一次还是可以的,但一定要关注以下注意事项。

(1)尽量在近视手术完成满半年后(切口小的手术可放宽到术后 3 个月),再佩戴美瞳。

(2)选择安全合格的产品。

(3)每天佩戴时间< 6 小时。

（4）注意取戴的手法，做好手卫生，预防感染。

（5）如果有不适症状，如红肿、干涩或疼痛，应立即停止使用并及时就医。

9. 术后可以做医美项目吗?

选择屈光手术的许多患者通常是对个人外观要求比较高的，术后能不能做医美项目也是在门诊经常被问到的问题。答案是可以的，但也有一些前提条件。在选择医美项目或手术时，我们也要注意预防屈光手术后的并发症。

屈光手术后能否进行医美项目，主要取决于术后的恢复情况和所选择的医美项目的性质。一般来说，在屈光手术后早期，应避免进行任何可能影响眼部恢复或增加感染风险的医美项目。在术后3个月内，角膜和眼周区域较为敏感，不宜进行涉及眼部或面部的医美项目，尤其是那些可能会施加压力、有刺激性或增加感染风险的项目。为了保证术后恢复的效果，建议最好是术后满3个月，再考虑去做双眼皮、眼袋或者眼周的激光、文眉等医美项目；如果项目不涉及眼睑皮肤，也不接触到睑缘，如部分光电项目，类似光子嫩肤、皮秒祛斑等，可以在术后1个月进行，但我们仍然建议在3个月后去实施会更安全。值得关注的是，某些注射类项目，如肉毒毒素的注射，尽管对手术本身没有安全性的危害，但可能加重干眼，这也是在治疗前需要认真考虑的问题。如果有严重的干眼症或术后干眼症状，就应暂缓此类项目的实施。如果选择的医美项目并不涉及眼部或对眼睛没有直接影响，如基础的护肤，可能相对安全，但也应至少间隔1个月，但为了确保安全，最好在医生允许后再进行。

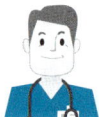

建议：

如果没有把握，在决定进行医美项目之前，最好咨询给你进行屈光手术的眼科医生，确认眼睛的恢复状况是否允许。此外，也需要与医美医生沟通，确保选择的项目不会对眼睛或恢复进程产生负面影响。

10. 术后是否需要戴防蓝光眼镜？

可以戴。屈光手术后，无论是否佩戴防蓝光眼镜，我们都会获得良好的视力，并不影响正常生活和工作，这取决于个人的需求和生活习惯。

蓝光一部分来自太阳，一部分来自电子设备的屏幕，如果我们长时间面对电子设备，会导致视疲劳，甚至视力下降。防蓝光眼镜可以过滤掉部分蓝光，减少蓝光对眼睛的刺激，可能有助于缓解疲劳。目前没有相关证据表明防蓝光眼镜对屈光手术后眼睛的康复有明显的益处。因此，对于屈光手术后的患者，最重要的是保持良好的用眼习惯，避免长时间用眼，注意休息和放松，缓解视疲劳。如果需要长时间使用电子产品，可以适当调整屏幕亮度和对比度，减轻视疲劳。

虽然防蓝光眼镜不会影响手术效果或眼部恢复，但有些人可能会从中获益。以下是几点考虑因素。

● 术后眼睛的干涩和疲劳

屈光手术后，眼睛可能会出现干涩、敏感等症状，尤其是在术后初期，这是一种常见的现象。如果你长时间使用电子设备，眼睛可能更容易感到疲劳。防蓝光眼镜可以减少电子屏幕发出的蓝光，从而缓解眼部疲劳和不适感。

● 防蓝光的作用

蓝光主要来源于电子设备屏幕、LED 灯和太阳光，其中电子设备发出的蓝光在长时间使用时，可能导致视疲劳或影响睡眠质量。

● 视疲劳的预防

即使是未做手术的人，长时间使用电子设备也可能会导致视疲劳。术后患者由于角膜的敏感性增高，防蓝光眼镜可能有助于预防或减少视疲劳，特别是那些需要长时间使用电脑、手机的人群。

● 保护角膜

虽然屈光手术后眼睛不再需要矫正近视，但术后的角膜仍然较为脆弱，尤其在恢复期内。尽管防蓝光眼镜并不直接保护角膜，但它可以减少一些人因长时间看屏幕而产生的眼睛不适。当然，偶尔防污防尘也算是一点辅助作用。

11. 术后吃叶黄素有用吗？

术后最重要的是平时注意休息，减少电子产品的使用，合理用眼，规律作息。不然吃什么都没用。

屈光手术后服用叶黄素可以有助于保护眼睛健康、预防视网膜损伤，但对术后恢复并非必需。合理的术后护理和按医生指示进行的恢复才是最重要的。以下是一些有关叶黄素的作用及其在术后摄取的相关建议。

● 叶黄素的作用

叶黄素是一种天然的类胡萝卜素，集中存在于视网膜中的黄斑区，对保持视觉功能和保护眼睛免受光线损伤起重要作用。它主要有以下几种作用。

（1）抗氧化：叶黄素具有抗氧化作用，有助于抵御自由基对眼睛的损伤。

（2）吸收蓝光：它能吸收部分有害的蓝光，减少蓝光对视网膜的伤害。

（3）有助于视力健康：长期服用叶黄素被认为有助于降低黄斑变性和白内障的风险。

● 术后叶黄素的作用

虽然叶黄素对眼睛健康有一定的长期保护作用，但对于屈光手术后的角膜恢复，叶黄素并不起直接作用。手术后的眼睛主要依靠自然愈合和医生建议的护理方法（如滴眼药水、避免强光等）来恢复，叶黄素不会加速角膜的愈合过程。

● 术后是否需要补充叶黄素

手术后的恢复期，尤其是前几个月，重点是避免感染和促进角膜恢复。叶黄素可以帮助眼睛抵御蓝光和自由基的伤害，如果你经常使用电子设备或长时间暴露在强光下，它可能有一定的预防作用。不过，这不是手术恢复的必要补充。

● 关于叶黄素摄取的建议

如果你希望长期保持眼睛健康或预防黄斑变性等眼部问题，可以考虑通过饮食或保健品摄取叶黄素。富含叶黄素的食物包括深绿色蔬菜（如菠菜、甘蓝）、橙黄色蔬菜（如胡萝卜、玉米）、鸡蛋黄等。叶黄素的膳食补充剂也是一种选择，但在服用前最好咨询医生，以评估是否适合个人体质。

12. 术后我的眼睛会不会"瞎"？

屈光手术是一种成熟的矫正视力的方法，通常情况下，眼睛不会因为手术而"瞎"了。在术前会进行全面的眼科专科检查，医生根据检查结果来全面评估眼部条件是否适合手术，然后制定个性化的手术方案。目前手术技术比较成熟，安全性好，出现并发症的风险相对较小，并且术后也会进行定期复查，出现异常情况医生会采取针对性治疗，通常预后很好，不会出现失明的情况。因此，眼睛是否会"瞎"取决于是否有其他眼病。但是，不得不说的是，任何手术都有一定的风险，虽然屈光手术总体上是安全的，但极少数情况下可能会出现并发症。因此，了解手术的潜在风险和做好术前准备是非常重要的。

● **失明的风险**

真正导致失明的案例罕见。正规医院的手术器械、技术水平以及医生的经验使得此类严重并发症的发生率极低。术前医生会对患者的眼睛状况进行全面评估，确保其适合手术，降低手术风险。

● **如何降低手术风险**

（1）选择有经验的医生和正规医院：手术的成功很大程度上取决于医生的经验和医院的设备条件。

（2）术前详细检查：确保眼睛健康，排除可能影响手术效果的眼部疾病，如严重的干眼症、角膜病变等。

（3）术后护理：严格遵循医生的术后护理建议，按医嘱使用眼药水，避免揉眼睛、剧烈运动和感染等。

术前与医生充分沟通，了解自身情况是否适合手术，能大大降低并发症的风险。

13. 做过屈光手术，老了还能做白内障手术吗？

目前屈光手术方式主要有两大类：角膜激光手术、眼内屈光晶体植入术。

角膜激光手术只在眼球外表面的角膜上操作，不涉及眼球内部的其他部位，属于眼表手术，对眼球内部其他组织不会造成影响。因此，术后除了角膜会在安全范围内比术前薄一些，并不会造成眼睛结构的改变，自然也不会造成其他的眼部疾病，更不会影响眼部疾病的治疗，当然也就不会影响以后白内障手术的进行。

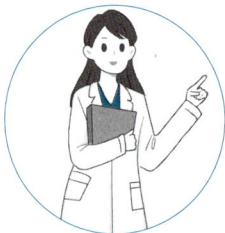

敲黑板：激光手术的手术部位是角膜，而白内障的病变部位是晶状体，激光手术与白内障的形成和发展，并没有绝对的关联。

眼内屈光晶体植入术是把晶体放在眼内虹膜之后、自然晶状体之前，属内眼植入手术，它的存在并不影响自然晶状体的代谢，也不会造成眼睛结构的改变。

白内障手术也是眼内置换手术：将已经混浊的自然晶状体取出，保留晶状体的囊袋，通过眼球的周边角膜或角巩膜边缘做2～3毫米的切口，将人工晶体置换进去。虽然都是内眼手术但是手术部位不同。所以，接受过屈光手术，在患白内障后仍可以接受白内障手术。

● 屈光手术和白内障手术的区别

屈光手术：如 LASIK、全飞秒和瓣飞秒手术，都是通过激光切削角膜，使角膜变薄或改变其弯曲度，从而矫正视力问题。

白内障手术：是通过移除混浊的晶状体并植入人工晶体来恢复视力。白内障是晶状体老化变浑浊的结果，通常与年龄增长相关。

屈光手术和白内障手术两者作用在眼睛的不同部位，互不冲突。因此，屈光手术并不会影响患者以后做白内障手术的可能性或效果。

● 屈光手术对白内障手术的影响

屈光手术并不会改变或移除晶状体，因此不影响白内障的形成或治疗。即使患者已经接受了屈光手术，等到年龄大了需要进行白内障手术时，眼科医生仍然可以进行常规的白内障手术。医生可能会根据患者之前的屈光手术情况调整手术方案或选择人工晶体，以确保术后的视力效果。

● 屈光手术后进行白内障手术的注意事项

虽然白内障手术可以顺利进行，但做过屈光手术的患者在进行白内障手术时，医生可能需要特别注意以下两点。

（1）人工晶体的选择：因为之前的屈光手术改变了角膜的形状，医生在选择人工晶体时可能会考虑这一因素，确保术后视力达到最佳效果。

（2）视力评估和计算：由于角膜已经经过手术改变，医生在计算术后人工晶体的度数时可能需要使用一些特殊的公式或工具，以确保术后视力能得到良好矫正。

所以，屈光手术不会影响将来进行白内障手术，且手术效果不会因既往的屈光手术而受到明显影响。只要选择经验丰富的医生，白内障手术依然是一种安全有效的手术。

L R 14. 屈光手术会不会让我获得"超清视觉"？

屈光手术的主要目的是通过手术的方式获得清晰视力。在做手术前要进行详细的术前检查，医生才可以根据检查结果预估术后的矫正视力。每个人都是独立的个体，眼睛条件都是不一样的，术后视力达到的水平也会有差异，这是由视网膜上视锥细胞的密度和大小等因素决定的。

术前验光的最佳矫正视力越好，术后的视力也会越理想。但术后视力真的是越高越好吗？屈光手术后的视力并非一定要达到1.2或1.5，大家进行屈光手术时要综合多方面进行考虑，而不是一味地追求高视力。视觉质量高代表的不仅是视力高，还代表更好的视觉效果，比如，视物要舒服，看东西远近兼顾，白天、晚上视物清晰，双眼成像均衡等，这样才能达到矫正的目的。

屈光手术后获得"超清视觉"的可能性因个体差异而异，但通常情况下，手术能够显著改善视力，使大多数患者达到良好的视力水平。以下是一些关键因素，帮助你理解屈光手术后的视觉改善情况。

● **视力改善的目标**

屈光手术的主要目标是减少或消除对眼镜或隐形眼镜的依赖，通常能使患者的视力达到1.0（或20/20视力）。这意味着患者在常规情况下能够清晰地看见远处的物体。

● **"超清视觉"的定义**

"超清视觉"通常指的是比正常视力更清晰的视觉体验，尤其是在某些条件下（如特定光线、距离等）。对于有些患者来说，经过手术后，他们的视力可能会达到视物非常清晰的状态，但这并不是每个患者都能实现的。

● **个体差异**

每个人的眼睛状况、角膜厚度、屈光度等都是不同的，术后效果可能会因人而异。以下因素可能影响术后的视觉质量。

（1）角膜健康：术前的角膜状况将影响术后效果。如果角膜比较健康，术后的视力通常会更好。

（2）术后恢复：术后的恢复情况会影响视力。有些患者可能需要时间才能完全适应新视力。

（3）年龄因素：年轻人的眼睛一般更健康，恢复得也较快，而年龄较大的患者可能会面临其他眼部问题（如白内障、黄斑变性等）。

● **视觉效果的预期**

尽管许多人在屈光手术后会感到视觉改善，但并不是所有人都会获得"超清视觉"。部分患者可能会经历以下两种情况。

（1）夜间视力问题：一些患者在夜间或弱光环境中可能会出现眩光或光晕现象，这可能影响视觉质量。

（2）视力波动：术后初期可能会出现视力波动，随着恢复的进行，视力会逐渐稳定。

屈光手术能够显著改善视力，许多人在手术后可以获得清晰的远视力，但获得"超清视觉"这一概念太理想化，也不现实。手术效果受多种因素的影响，包括个体差异、角膜健康和术后恢复情况。若你期待在手术后达到超清视觉，建议与专业的眼科医生讨论，以设定合理的预期并了解术后可能的视觉质量。

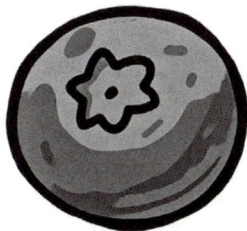

15. 做了屈光手术后，还是近视眼吗？

不少患者做了屈光手术后，会忍不住问："医生，我现在不近视了吧？"让我们带着这个问题，科学探讨一下：做了屈光手术后，还是近视眼吗？

快回忆一下，前面我们介绍的近视是怎么回事。

近视的本质是眼轴变长或角膜屈光力过强，导致光线无法准确聚焦在视网膜上，从而形成模糊的影像。屈光手术，如全飞秒、瓣飞秒或眼内屈光晶体植入术，并没有改变眼轴长度，而是通过调整角膜曲率或加装"辅助镜片"，帮助光线正确聚焦。手术后，你的视力可以恢复到清晰状态，但眼睛近视的"老底儿"还在。

从视力表现看，手术后你的裸眼视力接近 1.0 甚至更好，看东西清晰了，戴眼镜的困扰也解除了。但从医学角度来说，你的眼轴依然比正常人长，所以严格来说，你的眼睛还是"近视眼"，只是通过手术矫正了视力。

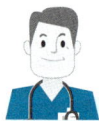

术后养成好的用眼习惯为什么这么重要？

手术后，你依然需要重视用眼健康，因为长时间近距离用眼或不良习惯，还是有可能让近视"卷土重来"。此外，较长的眼轴也意味着你依然有一定眼病风险，比如发生视网膜脱离或黄斑病变的可能性。

科学结论：做了屈光手术后，虽然你的视力变好了，但眼睛的近视属性并未完全改变。所以，还是要保护好眼睛，避免高强度用眼，让清晰视界陪你更长久。

16. 做了屈光手术，将来出现老花眼了怎么办？

● 屈光手术和老花眼：谁也不干扰谁

屈光手术的目标是矫正现有的近视问题，改善远视力。它主要改变的是角膜的屈光状态，但不影响眼睛晶状体的老化过程。老花眼是随着年龄增长，眼睛调节能力下降导致的视近困难，这是每个人迟早都会遇到的"人生必修课"，无论做没做屈光手术，每个人到一定年龄都可能会面临它。

● 如果我是近视患者，会不会比别人更早成为老花眼？

近视患者其实自带一点"防老花 buff"（好处）！例如，轻度近视的人在老花初期可能看近处还凑合，但手术后视力矫正到正常，老花来临时就无法"享受"这点好处了。所以，有些轻度近视患者可以选择保留一定的近视度数，以应对老花问题。

● 手术后如何解决老花眼的问题？

戴老花镜：这是最简单直接的解决方式，就像多数正常视力的人一样，手术后有了老花眼可以选择合适的老花镜辅助用眼。

视力矫正手术：如今也有专门针对老花眼的手术方式，如多焦点人工晶体置换术或老花眼激光手术，能够让老花眼问题得到一定改善。

多焦点隐形眼镜：对于不喜欢戴眼镜的人，多焦点隐形眼镜也是不错的选择。

● 预防老花眼的小贴士

虽然老花眼无法完全避免，但科学用眼可以延缓其发生。

均衡用眼，减少长时间近距离用眼，定期远眺放松；适度补充营养，如叶黄素和维生素 A，有助于眼睛健康；保持良好的生活习惯，避免熬夜和高强度用眼，让眼睛更"耐用"。

屈光手术既不会影响老花眼的发生，也不会让它更早或更晚到来。如果你已经做了手术，将来老花了，大可不必担心，选择合适的矫正方式即可。老花不可怕，清晰的视界依然可以陪伴你每一个阶段！

17. 术后是否永远不能揉眼睛？

很多人在做了角膜屈光手术后都会听到医生的叮嘱："千万别揉眼睛！"这句话到底有没有期限？手术后还能不能揉眼睛呢？让我们一起来看一下眼科专家的科学解答。

● **术后短期内：绝对不能揉！**

无论是全飞秒、瓣飞秒还是其他角膜屈光手术，术后早期（通常 1 ～ 3 个月），角膜处于恢复期，揉眼睛可能带来以下严重后果。

（1）角膜瓣移位、褶皱甚至损伤：角膜瓣脱位（瓣飞秒手术）在角膜上制作了角膜瓣，如果用力揉眼可能导致角膜瓣移位、褶皱，甚至损伤。

（2）感染风险：手术后的角膜创面需要时间愈合，揉眼睛会增加手部细菌进入眼睛的机会，导致感染。

（3）视力不稳定：术后眼睛尚未完全恢复，用力揉眼可能影响角膜形态，进而影响术后视力。

● **术后恢复期：尽量不要揉！**

术后恢复期（3 ～ 6 个月），角膜的稳定性大大提高，特别是全飞秒手术，由于角膜结构完整性未被破坏，揉眼风险较小。但以下情况仍需注意。

（1）长期用力揉眼有害：过度揉眼会导致角膜变形，可能诱发圆锥角膜，尤其是角膜本身较薄的人群。

（2）感染与眼压风险：揉眼时手上的细菌容易进入眼内，增加感染风险。同时，揉眼会瞬间升高眼内压力，对眼睛健康不利。

● 术后眼睛痒怎么办？

术后眼睛干涩或轻微瘙痒是常见的愈合反应，切勿用手揉眼，可以尝试以下措施缓解不适。

（1）使用人工泪液：滴用无防腐剂的人工泪液，缓解干涩和其他不适。

（2）冷敷：用干净的湿毛巾或冰袋冷敷眼部，可减少瘙痒。

（3）及时就医：如果症状持续或加重，应咨询医生。尤其是随着过敏性结膜炎的患者日益增多，屈光手术期间一定要关注过敏引发的眼部问题，才能避免相关并发症对视力恢复的影响。

揉眼睛不仅影响角膜，还可能增加其他眼部问题的风险。所以术后想保持清晰的视界，前提条件就是"管住手"！

18. 术后还能放心运动吗？

许多打算做屈光手术的患者会担心："手术后会不会不能运动？我还能继续跑步、健身、打球吗？"答案是——短期内需要注意，但从长期来看运动完全不是问题。接下来我们详细聊聊术后运动的注意事项。

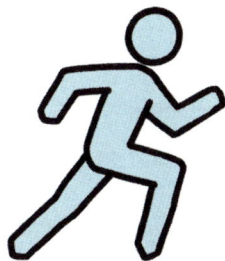

● **手术后短期：稍微"悠着点"**

屈光手术后，眼睛需要时间恢复，尤其是角膜稳定性尚未完全建立的前几周，这个阶段对运动的限制主要是防止眼外伤、感染或因剧烈活动引发的术后不适。

（1）轻度运动（散步、瑜伽等）：术后即可恢复这类运动，但应避免涉及倒立或过度拉伸的动作，因为早期视力未稳定、适应性较差，可能造成身体损伤。

（2）中度运动（慢跑、健身器械训练等）：术后1周可逐渐恢复，但需注意避免汗水或手接触眼睛。

（3）剧烈运动（球类运动、游泳、跳水等）：术后1～3个月尽量避免，尤其是有身体碰撞风险或需要头部用力的活动；避免水上运动是为了减少感染风险。

（4）有对抗性或高风险运动（拳击、柔道等）：手术后半年内应尽量避免，必要时佩戴护目镜。

● **术后长期：基本不受限**

手术完全恢复后（6个月后），角膜稳定性大幅提高，几乎所有运动都可以安全进行。特别是全飞秒手术，由于没有制作角膜瓣，角膜完整性不受影响，对冲击的耐受度更高。

● **游泳或潜水需要特别注意**

（1）游泳需等到术后1个月，确保眼睛完全愈合，避免水中的细菌或化学物质引发感染。

（2）长期潜水者可选择特殊的矫正方式，如眼内屈光晶体植入术，更适合水下环境。但行眼内屈光晶体植入术的人群往往近视度数较高，视网膜条件不好，使得极限运动（如蹦极、跳伞、深潜）以及快速启停的娱乐活动（过山车、跳楼机等）应被长期限制，以避免视网膜损伤。

● **运动时对眼睛的保护措施**

（1）汗水和灰尘防护：运动时使用吸汗头带，防止汗水流进眼睛。

（2）避免眼部撞击：在进行对抗性运动时，建议佩戴护目镜。

（3）坚持术后复查：确保角膜或眼内晶体状况良好，及时发现潜在问题。

结论：屈光手术不影响长期运动，高度近视者不要挑战极限运动。合理规划术后恢复期，遵医嘱逐步增加运动强度，手术后依然可以挥汗如雨，享受运动的快乐！

19. 术后如何保养？

术后按医嘱用药，定期复查；保持良好坐姿，使双眼平视或轻度向下注视显示屏；适当的眨眼频率，可使泪液在眼球上形成泪膜，减少眼球暴露于空气中的时间，从而减少泪液蒸发，起到保湿润滑的作用；应多吃水果、绿色蔬菜、鱼和鸡蛋，少吃甜食；养成良好的生活习惯，保持充足睡眠，不熬夜。科学合理用眼，避免长时间连续操作电脑，近距离用眼要注意中间休息，"20-20-20"的原则对近视术后的人群也同样适用，休息时可以看远处或闭眼休息；术后1个月内避免化眼妆；外出时可佩戴太阳镜，减少紫外线对眼睛的伤害。如有任何不适或异常情况，应及时就医。

● **术后早期（1周内）：精心护理，避免感染**

严格用药：按医生嘱咐使用抗生素和激素类眼药水，防止感染和炎症，切勿自行停药。

保护眼睛：术后第1天戴保护眼罩或墨镜，避免强光刺激或异物入眼。

不揉眼睛：睡觉时可佩戴眼罩，防止无意识揉眼。术后早期角膜尚未完全恢复，揉眼睛可能引起角膜瓣移位或损伤。

避免污染：不要去灰尘多或空气质量差的地方，并且，避免眼睛接触脏水（如洗脸、淋浴时注意）。

● **术后恢复期（1～3个月）：规律生活，科学用眼**

避免剧烈运动：术后1～3个月避免游泳、跳水及球类等运动，减少眼外伤风险。

科学用眼：长时间近距离用眼（如看手机、电脑）需适度休息，每20分钟远眺20秒。

佩戴太阳镜：出门时佩戴防紫外线太阳镜，保护角膜，避免强光刺激。

保持良好卫生习惯：注意手部清洁，避免直接接触眼睛。

● **术后长期保养：关注眼健康，定期复查**

定期复查：按医生建议，术后第1天、第1周、第1个月及第3个月回院复查，以确保恢复顺利。长期建议每年进行1次眼健康检查。

养成良好用眼习惯：避免长期熬夜或高强度用眼，保持合理的工作休息比例。

避免激烈揉眼：即使恢复后，也应养成不揉眼的好习惯，防止角膜形态变化。

预防干眼症：使用人工泪液保持眼睛湿润，避免长时间在空调房或风沙环境下用眼。

● **常见术后反应及应对措施**

轻度干涩或刺痛：属于正常现象，可用人工泪液缓解。

短期视力波动：术后1～3个月可能有轻微视力波动，注意休息即可改善。

严重不适：如出现明显疼痛、视力骤降或眼睛红肿，需立即就医。

科学总结：持久清晰靠护理

　　屈光手术后，早期保护和长期养成良好的用眼习惯，能帮助你享受更加持久的清晰视界。用心护理，眼睛也会用清晰视界回馈你！

20. 屈光手术还能做第二次吗？

　　在做屈光手术前，屈光手术医生很关心患者的度数是否稳定。如果度数不稳定，术后的持续近视进展是手术无法控制的。

　　例如：一名 18 岁近视患者，第 1 年检查是 500 度，假设当时没有做手术，第 2 年度数上涨到了 600 度，那么他 1 年内有 100 度的近视度数进展。如果他在 500 度时就做了手术，第 2 年还是会出现 100 度的近视，而这部分度数增长属于自然进展，是手术无法预测和解决的。所以，术前要求患者近视度数稳定至少 1 年。同一患者，若他第 3 年检查度数还是维持在 600 度，说明其度数已趋于稳定，经过评估后可将 600 度作为手术设计的基准度数。

　　那什么是度数稳定呢？根据专家共识，近视患者术前屈光状态稳定指的是：在检查时间点的前 1 年内度数变化不超过 50 度，前 2 年内不超过 100 度。如果有近视又有散光，这个度数需要计算等效球镜（等效球镜＝球镜度数＋1/2 柱镜度数）。比如，某患者 19 岁，右眼近视 500 度，散光 100 度，那他的等效球镜就是 550

度，如果去年同期检查结果是 550 度，那今年就可以做手术了。

是不是屈光手术无法做第二次呢？不完全是。比如一些初次手术度数不高的患者，角膜残余厚度也很充足，再次出现近视后，如果度数重新趋于稳定，可以在眼球条件较好的情况下进行补矫。补矫的方法可以选择表层和板层。但是二次手术产生的视觉质量变化是否能满足患者的要求，是很难预估的，且第一次手术就进行了很大程度切削的角膜不一定能满足二次手术要求，所以建议大家在第一次手术时就应该做好充分的评估和准备，尽量避免二次手术。

21. 术后如果再次近视了怎么办？

屈光手术可以有效矫正近视，让很多人摆脱眼镜。然而，手术并不是一劳永逸的，部分患者在手术后仍出现了近视度数的回退或者近视的进展。如果术后又近视了，该怎么办呢？先是查明原因，如果因为角膜形态改变出现的少量近视，我们称为回退，可能与术前度数过高、角膜偏薄或角膜偏软有关，也与患者的揉眼习惯、眼睛内部压力变化等有关；另一种是因为眼轴继续延长而出现的病理性近视，属于近视的进展，与原有的手术关系不大。根据不同的情况会选择以下不同方式处理。

● 配戴眼镜或隐形眼镜

对于度数不高、不想二次手术或是条件不足以做二次手术的患者，最简单的解决办法就是重新配戴眼镜或隐形眼镜。这种方法不需要再次手术，适合度数轻微回退、无二次手术需求或不适用做二次手术，以及生活中不常需要特别高视力要求的人。

● 再次屈光手术

如果近视度数影响了日常生活和工作，且角膜条件尚好，医生可能会建议进行二次屈光手术。这种手术包括 VisuMax CIRCLE 模式、准分子激光和眼内屈光晶体植入术。一般来说，初次手术为 SMILE 的患者可以选择 CIRCLE 或是 TransPRK；初次手术为瓣飞秒的可以继续掀瓣进行准分子激光切削，也可以改为不掀瓣的表层 TransPRK 手术；初次手术为 TransPRK 的也最好选择原有的手术方式。不过，是否可以再次手术需要通过详细的眼部检查，以判断如角膜厚度是否足够、角膜是否有扩张风险、眼睛健康状况是否适合等问题。

● 良好的用眼习惯

即使经过了屈光手术，近视的回退可能与不良用眼习惯有关。为了减少术后再次近视的风险，保持良好的用眼习惯至关重要。例如：避免长时间使用电子设备，建议每使用电子设备 30 ～ 40 分钟休息 10 ～ 15 分钟。适当调整阅读和工作时眼睛与书本或屏幕的距离，保持正确的用眼姿势。注意用眼环境的光线充足，避免过度刺激眼睛。

● 角膜交联术

如果出现视力下降，医生有时会建议进行角膜交联术，主要是针对角膜扩张或有扩张风险的人群。该技术通过增强角膜组织的强度，防止角膜形状的进一步变化，从而避免视力的继续恶化。

● 定期眼科检查

屈光手术后需要定期复查，尤其是在出现视力问题时，及早发现并采取措施，可以避免问题加重。定期检查有助于及时了解眼睛健康状态，医生会根据具体情况提供最佳建议。

总之，屈光手术虽然能矫正近视，但术后的视力维护同样重要。如果再次出现近视情况，通过合适的矫正手段和良好的用眼习惯，可以有效管理和改善视力。

第四节　屈光手术综合类常见问题

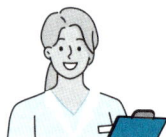

1. 近视既然可以通过手术解决，还需要关注孩子的近视防控吗？

即使屈光手术有效，孩子的近视防控依然不可忽视。

随着科技的发展，屈光手术已经成为一种有效的近视矫正手段，能够帮助许多人恢复清晰的视力。然而，尽管屈光手术能够解决近视度数的问题，我们仍然有必要关注孩子的近视防控。以下是几个重要原因，帮助我们理解为何近视防控仍然至关重要。

● 近视的成因

近视的发生不仅与遗传因素有关，环境因素同样起着重要作用。孩子的用眼习惯、学习环境以及户外活动时间都会影响他们的视力。通过有效的近视防控措施，可以减少这些风险因素，帮助孩子避免近视的发生。

● 手术适应年龄

屈光手术一般建议在年满 18 岁以后进行，因为此时眼睛的发育趋于稳定。儿童和青少年的眼睛仍在成长中，手术可能无法完全解决他们的近视问题。因此，在孩子达到手术适应年龄之前，控制近视度数是十分重要的。

● 预防近视加深

虽然屈光手术能够矫正视力，但如果孩子在术前的近视度数已经加深，手术后仍可能出现视力下降的情况。因此，实施近视防控措施，能够有效减缓近视度数的增加，确保手术效果持久。

● 超出手术能解决的近视范围

现阶段无论是角膜屈光手术还是眼内晶体手术，能解决的近视度数都是有上限的，如角膜屈光手术能解决 1 000 度以内近视，晶体手术可解决 1 800 度以内近视，但高于这个界限，即使是手术也是不能解决的。

● 保护眼部健康

近视与其他眼部疾病（如视网膜脱离、青光眼、白内障等）有一定的关联，患有高度近视的人群患这类严重眼部疾病的概率显著高于正常视力人群。通过重视近视防控，不仅可以降低近视的发生率，还能有效预防相关眼部疾病，保护孩子的眼部健康。

● 培养良好的用眼习惯

关注近视防控的过程有助于孩子养成良好的用眼习惯，如适度增加户外活动、保持正确的阅读姿势、合理安排用眼时间等。这些习惯不仅对视力健康至关重要，还能够为孩子的未来发展打下良好的基础。

● 提高视觉素养

防控近视的过程中，家长可以帮助孩子了解眼健康的重要性，增强他们对视力的关注。这种教育不仅有助于孩子自我管理用眼习惯，还能促进他们在日常生活中做出更明智的选择。

因此，屈光手术虽是一种有效的近视矫正方法，但并不意味着我们可以忽视孩子的近视防控。通过关注近视防控，家长不仅能够帮助孩子保持良好的视力，还能保护他们的眼部健康，培养良好的用眼习惯。让我们一起努力，为孩子的未来创造一个清晰明亮的世界。

2. 屈光手术会影响女性分娩吗？

随着医疗技术的进步，越来越多的人选择通过屈光手术来改善视力。对于做过屈光手术的女性，怀孕和分娩时是否会受到影响，特别是在手术安全性和分娩方式的选择上，常常引发担忧。我们通过以下几点聊聊屈光手术与分娩的话题。

● 屈光手术与分娩方式的关系

首先，屈光手术本质上是一种针对眼睛角膜或是前部空间结构的手术，主要目的是矫正近视、远视或散光。这种手术对女性的分娩方式不会产生直接影响。分娩方式的选择通常取决于孕妇的整体健康状况、胎儿的状况以及产程等因素，而眼部的手术并不会成为决定因素。

● 高度近视与分娩的关系

尽管屈光手术本身对分娩方式的选择影响不大，但如果患者在分娩前是高度近视，医生可能会更加关注患者的眼部健康。高度近视者常常伴随视网膜变性，甚至在一些情况下存在视网膜脱离的风险。自然分娩时，特别是在第二产程用力时，被认为可能会增加这种风险。为了减少视网膜损伤的可能，部分医生可能建议高度近视者选择剖宫产。

● 术后恢复期需要关注

尽管大部分屈光手术后的恢复时间较短，但如果患者刚做完手术，正处于术后恢复期就发现怀孕了，仍需与医生讨论分娩时用力是否会对眼部的恢复造成影响。这种情况下，医生会根据患者的眼部情况和恢复进展作出评估，给予个体化建议。另外，由于妊娠和哺乳期间会存在雌激素水平的变化，有可能影响角膜的硬度和弹性，引起近视的进展，所以此期间仍然不建议进行屈光手术。可以在怀孕前半年或停止哺乳后半年，全身情况稳定的情况下选择进行近视矫正。

● 手术用药的影响

屈光手术前医生会常规应用抗生素，术后会增加激素药物的使用，虽然眼部药物经过代谢后进入全身的量极少，对胎儿造成影响的可能性也较小，但因个体差异的存在，医生对孕期和哺乳期患者用药更加谨慎。

总的来说，屈光手术后的女性大多数可以自然分娩，手术本身并不会对分娩方式产生影响。然而，如果孕妇本身有高度近视或其他眼部问题，建议在分娩前与产科医生和眼科医生沟通，确保在眼部健康不受影响的情况下，选择最适合的分娩方式。

健康的分娩不仅取决于眼部情况，更关乎整体的身体状况和胎儿的安全，合理的评估与准备才能让孕妇在迎接宝宝的过程中更加安心。

3. 老花眼与近视眼，到底是抵消还是重叠？

老花眼，也就是老视，是眼球调节能力下降引起的眼部问题。如果你不理解什么是调节能力下降，就看看下面情况你"中标"（符合自己的情况）了没有。

（1）看一个物品在一个位置清楚，换一个位置就不清楚。

（2）看远清楚，看近不清楚。

（3）近视眼看远时要戴眼镜，看近时要取眼镜才清楚。

如果过了 40 岁，逐渐出现以上情况，那就提示你可能出现老花眼了。

老花眼和近视到底有没有关系呢？

有，也没有。老花眼是随年龄增长出现的，与近视的发生机制不同，所以它俩是完全不一样的情况。

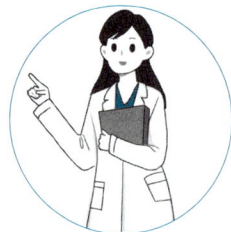

解释一下，如果一个 100~200 度的近视患者，到了出现老花眼的年龄，常常会感觉老花眼发生得比较晚。因为老花眼是调节能力下降，近视是看远不清楚，二者重叠后，近视者的感受就是"别人看近不清楚的时候，我还很清楚，那我是不是就没有老花眼？"眼科医生会告诉你：不，你是"近视 + 老视"。其实，老花眼没有被抵消，只是在感受上被近视度数掩盖了。

是不是觉得很绕？没事，如果对这个问题还是不够清楚，就想一下自己为什么要做这个手术，然后咨询一下屈光手术中心的工作人员，我们会根据你的具体情况给出客观的建议。

屈光手术的理论矫正年龄段是 18~60 岁，所以我们经常看到有 40 岁以上的近视患者过来做术前检查。他们有的被安排做了手术，有的被直接劝退了。为什么？除了全身疾病、白内障、青光眼等原因，老花眼是我们考虑的重要因素，因为它与患者术后的主观感受直接相关。

总之，老花眼是大家都会出现的生理现象，只是到了特定年龄阶段，当度数被手术消除了以后，老花眼的症状就会立即表现出来。为避免这种不舒适，我们在手术设计中会主动给这部分人群预留一定的度数，那手术的设计会是：其中一只眼睛把度数全部矫正，另一只眼睛保留一点低度数近视。这是当前"近视 + 老视"患者的常见手术方案。相信以后会有更多的方法来解决老花眼的问题，毕竟，咱们在老龄化的道路上还有好长的路要走。

参考文献

[1] 中华医学会眼科学分会眼视光学组.近视管理白皮书（2022）［J］.中华眼视光学与视觉科学杂志,2022,24（9）：641-648.

[2]《眼轴长度在近视防控管理中的应用专家共识（2023）》专家组,何鲜桂,许迅.眼轴长度在近视防控管理中的应用专家共识（2023）［J］.中华实验眼科杂志,2024,42（1）：1-11.

[3] 中华预防医学会公共卫生眼科分会.中国学龄儿童眼球远视储备、眼轴长度、角膜曲率参考区间及相关遗传因素专家共识（2022 年）［J］.中华眼科杂志,2022,58（22）：96-102.

[4] 赵堪兴,张伟,王利华.中国儿童睫状肌麻痹验光及安全用药专家共识［J］.中华眼科杂志,2019,55（1）：7-12.

[5] 国家卫生健康委办公厅.近视防治指南（2024 年版）［J］.眼科新进展,2024,44（8）：589-591.

[6] 瞿佳等,中华医学会眼科学分会眼视光学组.儿童屈光矫正专家共识［J］.光学与视觉科学杂志,2017,19（12）：705-710.

[7] 李仕明,王宁利.我国近视防控的关键问题与思考［J］.中华实验眼科杂志,2019,37（1）：3-7.

[8] 国家卫生健康委办公厅.0～6 岁儿童眼保健及视力检查服务规范（试行）［S/OL］.（2021-06-17）［2025-01-04］.https://www.nhc.gov.cn/wjw/c100175/202106/286bb63e460f43e39bee4e300daa1129.shtml.

[9] 国家卫生健康委办公厅.国家卫生健康委办公厅关于印发近视防治指南（2024 年版）的通知［EB/OA］.https://www.gov.cn/zhengce/zhengceku/202406/content_6957665.htm.

[10] Zhang XJ, Zhang Y, Yip BHK, et al. Five-Year Clinical Trial of the Low-Concentration Atropine for Myopia Progression（LAMP）Study: Phase 4 Report［J］. Ophthalmology. 2024, 131（9）：1011-1020.

[11] Du L, Ding L, Chen J, et al. Efficacy of weekly dose of 1% atropine for myopia control in Chinese children［J］. Br J Ophthalmol. 2024: bjo-2023-324615.

[12] Chen J, Wang J, Qi Z, et al. Smartwatch Measures of Outdoor Exposure and Myopia in Children［J］. JAMA Netw Open. 2024, 7（8）：e2424595.

［13］中华医学会眼科学分会角膜病学组 . 激光角膜屈光手术临床诊疗专家共识（2015 年）［J］. 中华眼科杂志, 2015, 51（4）: 249–254.

［14］Sekundo W, Gertnere J, Bertelmann T, et al. One-year refractive results, contrast sensitivity, high-order aberrations and complications after myopic small-incision lenticule extraction（ReLEx SMILE）［J］. Graefes Arch Clin Exp Ophthalmol, 2014, 252（5）: 837–843.

［15］中华人民共和国卫生部 . 准分子激光角膜屈光手术质量控制 [EB/OL].（2011–08–29）［2015–06–10］.

［16］中华医学会眼科学分会眼视光学组 . 我国飞秒激光小切口角膜基质透镜取出手术规范专家共识（2018 年）［J］. 中华眼科杂志, 2018, 10（54）: 729–735.

［17］中华医学会眼科学分会眼视光学组 . 中国经上皮准分子激光角膜切削术专家共识（2019 年）［J］. 中华眼科杂志 . 2019, 55（3）: 169–173.

后 记

回顾三十年的岁月，华西眼科屈光手术中心的发展历程，对于我而言，不仅是一个技术进步的过程，更是一段与无数同仁和患者共同成长的历程。作为这个团队的一员，我深知，今天的每一项成就背后，凝聚着无数医护人员的辛勤付出和汗水，也离不开蔡如超教授的深切关怀与指引。

三十年前，当我第一次接触屈光手术这个领域时，自己其实也并不确定这条路是否能够走得通。那时候，我们甚至没有可以借鉴的先例，也没有成熟的经验，一切都得从零开始。最初的手术团队只有我和王琳，还有几位同事，团队力量薄弱，设备也相对简陋。屈光手术对许多人来说还是一个陌生的词汇，很多人甚至对激光切削角膜的技术充满了疑虑。回想起当时，确实如蔡教授所说，我们是"摸着石头过河"，每一步都充满了挑战与未知。

1994年，我和王琳教授、曾德树工程师三人共同组成了屈光手术项目的考察小组，奔赴国内外先进的眼科医院学习经验。通过与上海五官科医院、北京同仁医院等知名医院的交流，我们才逐渐明晰了屈光手术的可行性和发展方向。感谢蔡教授的悉心指导，正是在他的支持下，我们决定成立华西眼科屈光手术中心，开启了这段充满探索与追求的征程。

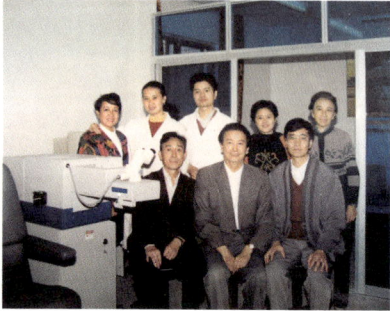

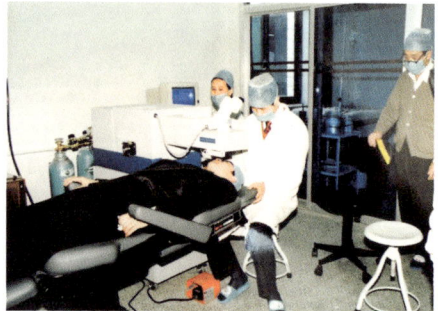

对第一次开展PRK手术的场景，我记忆犹新。那是1994年10月4日，我们为一位放射科工程师成功实施了四川省第一例PRK手术。当时，在蔡教授指导下，手术团队由我和王琳及曾继红护士组成，虽然设备和条件都较为简陋，但我们每个人都怀揣着强烈的责任感，竭尽全力确保手术的顺利进行。术后，患者的裸眼视力恢复到了1.0，能够顺利摘掉眼镜。这不仅是患者的喜悦，更是我们每个人的骄傲。那一刻，我深刻感受到了眼科手术带给患者的改变，也更加坚定了继续前行的决心。

随着技术不断发展，华西眼科屈光手术中心也在不断壮大。从最初的PRK手术，到后来的LASIK手术，再到今天的全飞秒SMILE手术和眼内屈光晶体植入术，每一次技术的革新和突破，都意味着更多患者的"视界"得到改变，更多人的生活因眼科手术而变得更加明亮。在这一过程中，我深知，每一项技术的进步，都是团队共同努力的成果。从设备更新换代到手术技术的提升，我们始终保持着对每一项新技术的谨慎探索与细致实践。

我常常把这些成绩归功于团队的合作与每一位同仁的奉献。今天，华西眼科屈光手术中心拥有五名专业医生、四名护士、两名技师及两名医助，还有一批年轻医生在茁壮成长，团队成员不仅具有出色的专业技能，更有强烈的责任心与使命感。每一天，我们都在为患者的眼健康而努力着。在这个过程中，我也深刻体会到，屈光手术不仅仅是技术层面的突破，更是对患者生活质量的改变。经过这些年的努力，我们让成千上万的患者摆脱了眼镜的束缚，走向了更加清晰的世界。

尤其令我欣慰的是，随着技术的成熟，我们不仅在国内屈光手术领域占据一席之地，还积极开展技术培训和学术交流，助力其他医院的发展与提升。自2015年以来，我们每年举办屈光手术论坛，邀请国内外知名专家进行技术交流，推动屈光手术技术的进步。这些平台，不仅让更多的医生受益，也让更多的患者了解并接受了屈光手术。

回顾这三十年的历程，我无时无刻不感激蔡如超教授对我的教诲。正是他严谨治学的态度和无私奉献的精神，影响了我一生的医学道路。虽然我的名字为很多人所熟知，但我深知，这些成就和荣誉背后，凝聚的是整个团队的努力与智慧。未来的路依然漫长，我们仍然需要在医学的道路上不断探索、不断创新。我也欣喜地看到华西眼科屈光手术中心的每一个人，都在不断努力，为更多的患者带去光明与希望。

今天，华西眼科屈光手术中心已经不再是当年那个默默无闻的团队，它已经成为西南地区屈光手术的领军力量。然而，我始终记得那段最初的日子，正是从那时起，我才真正意识到，作为医生，我们的职责不仅是治疗疾病，更是为患者的未来创造更好的可能。

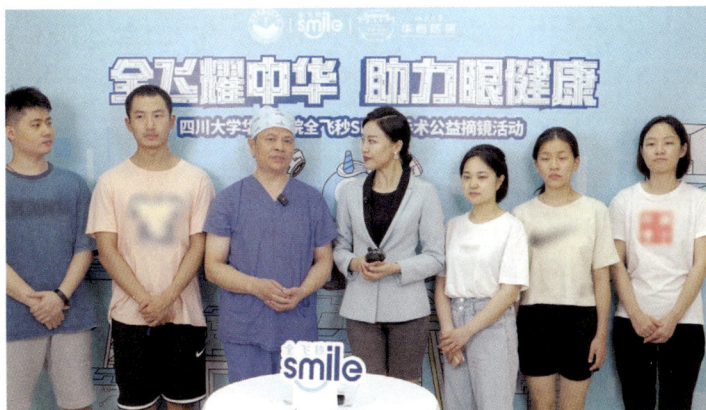

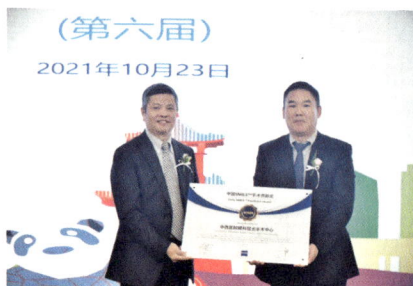

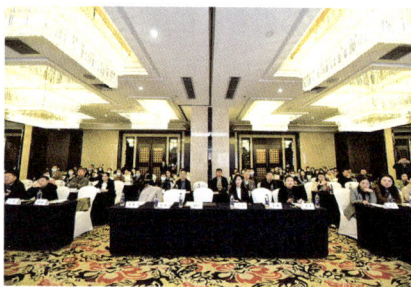

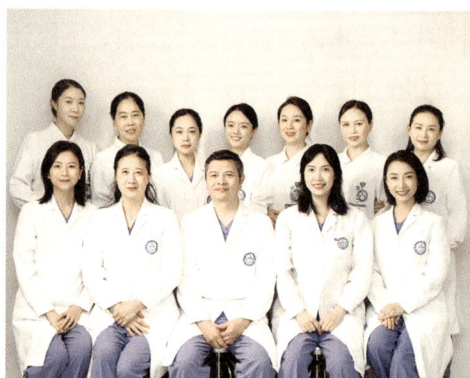

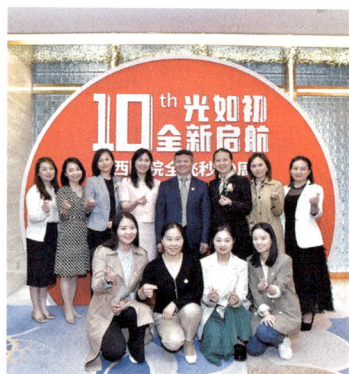

　　三十年，在医学发展的长河中或许只是一个瞬间，但对于我而言，这是一段充满挑战、充满成长、充满温情的岁月。未来，我们将继续走在这条光明的道路上，肩负起更多的责任与使命。希望这份初心，能够带领我们一起，继续前行。

邓应平　成都

2024年12月